Patientenfragen zur Gefäßmedizin beantworten

Susanne Regus

Patientenfragen zur Gefäßmedizin beantworten

170 patientengerechte Erklärungen

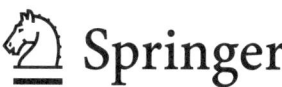

Susanne Regus
Abteilung für Gefäßchirurgie
Universitätsklinikum Regensburg
Regensburg, Deutschland

ISBN 978-3-662-71327-3   ISBN 978-3-662-71328-0 (eBook)
https://doi.org/10.1007/978-3-662-71328-0

Die Deutsche Nationalbibliothek verzeichnet diese Publikation in der Deutschen Nationalbibliografie; detaillierte bibliografische Daten sind im Internet über https://portal.dnb.de abrufbar.

© Der/die Herausgeber bzw. der/die Autor(en), exklusiv lizenziert an Springer-Verlag GmbH, DE, ein Teil von Springer Nature 2025

Das Werk einschließlich aller seiner Teile ist urheberrechtlich geschützt. Jede Verwertung, die nicht ausdrücklich vom Urheberrechtsgesetz zugelassen ist, bedarf der vorherigen Zustimmung des Verlags. Das gilt insbesondere für Vervielfältigungen, Bearbeitungen, Übersetzungen, Mikroverfilmungen und die Einspeicherung und Verarbeitung in elektronischen Systemen.
Die Wiedergabe von allgemein beschreibenden Bezeichnungen, Marken, Unternehmensnamen etc. in diesem Werk bedeutet nicht, dass diese frei durch jede Person benutzt werden dürfen. Die Berechtigung zur Benutzung unterliegt, auch ohne gesonderten Hinweis hierzu, den Regeln des Markenrechts. Die Rechte des/der jeweiligen Zeicheninhaber*in sind zu beachten.
Der Verlag, die Autor*innen und die Herausgeber*innen gehen davon aus, dass die Angaben und Informationen in diesem Werk zum Zeitpunkt der Veröffentlichung vollständig und korrekt sind. Weder der Verlag noch die Autor*innen oder die Herausgeber*innen übernehmen, ausdrücklich oder implizit, Gewähr für den Inhalt des Werkes, etwaige Fehler oder Äußerungen. Der Verlag bleibt im Hinblick auf geografische Zuordnungen und Gebietsbezeichnungen in veröffentlichten Karten und Institutionsadressen neutral.

Planung/Lektorat: Antje Lenzen
Springer ist ein Imprint der eingetragenen Gesellschaft Springer-Verlag GmbH, DE und ist ein Teil von Springer Nature.
Die Anschrift der Gesellschaft ist: Heidelberger Platz 3, 14197 Berlin, Germany

Wenn Sie dieses Produkt entsorgen, geben Sie das Papier bitte zum Recycling.

Vorwort

Dieses Buch wendet sich an Leserinnen und Leser, welche als Ärztin oder Arzt, Gesundheitspflegerin oder -pfleger regelmäßig Patientinnen und Patienten oder ihre Angehörigen über gefäßmedizinische Erkrankungen, deren Ursachen und Behandlungsmöglichkeiten informieren und beraten. Auf die häufigsten Fragen finden sie hier leicht verständliche Antworten, die sie den besorgten oder interessierten medizinischen Laien weitergeben können.

Im Laufe meiner langjährigen Tätigkeit als Klinikärztin mit Spezialisierung auf die Gefäßchirurgie wurden mir zahlreiche Fragen von Patienten über ihre Erkrankung gestellt. Ich war immer wieder überrascht, wie schwierig es teilweise ist, in laienverständlicher Art dem Patienten und seinen Angehörigen die Ursachen und Behandlungsmöglichkeiten seiner Erkrankung zu erklären.

Das Verständnis des Patienten für seine Erkrankung und die Therapiemöglichkeiten stellt einen wichtigen Bestandteil für die erfolgreiche Behandlung dar. Daher sollte neben der optimalen Krankenhausbehandlung – von der ambulanten Vorbereitung über die stationäre Aufnahme, Operation und Nachbehandlung – ein besonderes Augenmerk auf das persönliche Gespräch „auf Augenhöhe" gelegt werden, um sämtliche Fragen von Patienten auf verständliche und verständnisvolle Weise zu beantworten.

Nachfolgend wird zunächst ein Überblick über häufige, aber auch seltenere gefäßchirurgische Krankheitsbilder gegeben. Anschließend werden Antworten auf häufige Fragen, welche Patienten mit gefäßchirurgischen Erkrankungen stellen, gegeben. Diese werden laienverständlich formuliert, wobei der Fokus auf Erfahrungen aus dem Klinikalltag und weniger auf wissenschaftliche Studien gelegt wird. Um die Antworten zu verstehen, benötigen die Patienten kein medizinisches Wissen. Fachausdrücke werden selten verwendet, und wenn, dann werden sie erklärt sowie durch umgangssprachliche Begriffe ersetzt.

Diese Buch soll helfen, eine Brücke zwischen Stress, Hektik und „Medizinerlatein" im Klinikalltag auf der einen Seite und Fragen, Sorgen sowie Nöten von Patienten auf der anderen Seite zu schlagen.

Ich hoffe, dass dieses Buch möglichst vielen Patienten hilft, ihre Krankheit zu verstehen, um zusammen mit den behandelnden Ärzten das optimale Therapievorgehen wählen zu können.

Regensburg, Deutschland   Prof. Dr. med. Susanne Regus

Interessenkonflikt

Der/die Autor*in hat keine für den Inhalt dieses Manuskripts relevanten Interessenkonflikte.

Inhaltsverzeichnis

Was machen Gefäßmediziner eigentlich?............................ 1

Arteriosklerose 5

Schaufensterkrankheit 11

Chronische Wunden 19

Amputationen 23

Diabetisches Fußsyndrom 33

Gefäßverschluss... 37

Schlaganfall 43

Aortenaneurysma 51

Nierenversagen und Blutwäsche 63

Gefäßverletzungen durch Unfälle 71

Gefäßerkrankungen bei Sportlern 75

Krampfadern 81

Thrombosen 87

Was machen Gefäßmediziner eigentlich?

Wann muss man eigentlich zum Gefäßchirurgen?
Gefäßchirurgen behandeln alle Gefäße von Hals bis Fuß außer Gefäße im Kopf, im Herz sowie am Anfangsteil der großen Hauptschlagader, dem sogenannten Aortenbogen. Bewusst habe ich den Kopf weggelassen, denn hier sind andere Spezialisten, namentlich Neurochirurgen, zuständig. Für das Herz sind Kardiologen und Herzchirurgen verantwortlich.

Periphere arterielle Verschlusskrankheit (pAVK)
Gefäßchirurgen behandeln **verengte Schlagadern** bei der sogenannten peripheren arteriellen Verschlusskrankheit, die meist mit **pAVK** abgekürzt wird. Diese ist auch als **Schaufensterkrankheit** bekannt, da aufgrund der schlechten Durchblutung der Beine nur kurze Strecken zurückgelegt werden können. Nach kurzen Stopps, beispielsweise vor Schaufenstern, kann weitergegangen werden, woher die Namensgebung stammt. Die Schmerzen treten häufig beim Laufen in den Waden auf und verschwinden in Ruhe wieder (siehe Abb. 1).

Durch das Aufdehnen von Gefäßen oder Anlegen von Bypässen kann die Durchblutung des Beines verbessert werden. Anschließend wird es wieder möglich, längere Strecken schmerzfrei zu laufen.

„Das offene Bein"
Chronische Wunden, die aufgrund einer schlechten Durchblutung nicht abheilen, sind ebenfalls typisches Zeichen einer pAVK. Durch eine Bypassanlage, welche der Gefäßchirurg durchführt, können die Wunden schneller abheilen, und das Risiko einer Amputation verringert sich ungemein.

Amputationen können allerdings trotzdem notwendig werden, wenn die Entzündung so weit fortgeschritten ist, dass das Bein nicht mehr erhaltungsfähig ist und zudem eine Blutvergiftung droht. In derart kritischen Situationen ist das Leben des

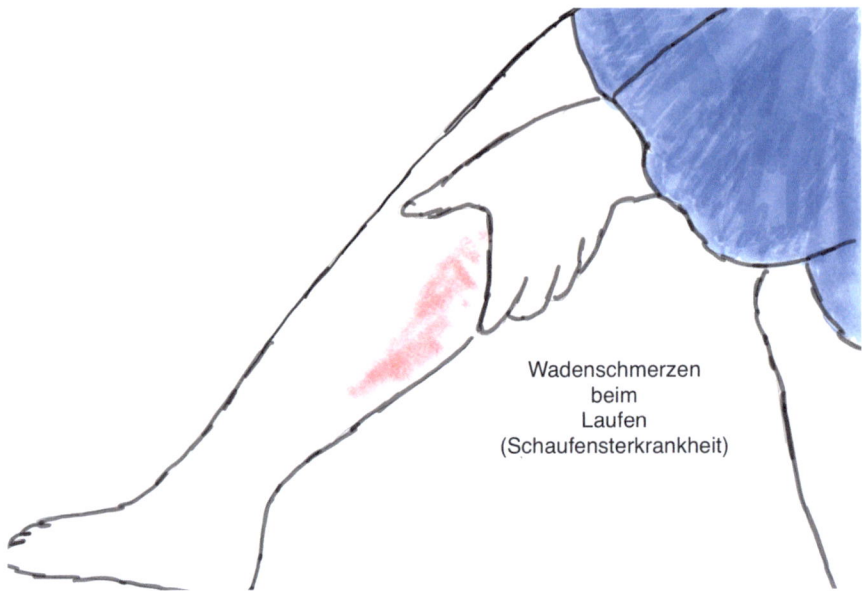

Abb. 1 Typische Lokalisation von Schmerzen in den Waden bei der „Schaufensterkrankheit"

Patienten wichtiger als sein Bein („life before limb"), und den Gefäßchirurgen bleibt nur noch die Möglichkeit, das Bein abzunehmen, damit der Patient nicht an einer Blutvergiftung stirbt.

Zuckerkrankheit (Diabetes) und Gefäße
Menschen, die an der „Zuckerkrankheit" leiden, sogenannte **Diabetiker,** haben ein erhöhtes Risiko, Gefäßerkrankungen zu bekommen, und neigen zur Ausbildung von Wunden und Entzündungen am Fuß. Manchmal genügen kleinere Operationen, um die Wunden zu säubern und damit zur Abheilung zu bringen. Oft sind aber auch hier Bypassanlagen zur Überbrückung von Gefäßverschlüssen notwendig.

„Kaltes Bein"
Auch der akute **Gefäßverschluss** gehört zum Aufgabengebiet der Gefäßchirurgie und ist sehr gefürchtet. „Akut" bedeutet, dass der Verschluss plötzlich und schlagartig, wie „aus heiterem Himmel", auftritt und sehr schmerzhaft ist. Er wird von Ärzten oft auch als „kaltes Bein" bezeichnet, womit das typische Symptom beschrieben wird, nämlich neben den Schmerzen ein ausgeprägtes Kältegefühl.

Schlaganfall
Nicht nur die Schlagadern der Beine und Arme (Extremitäten) werden von Gefäßchirurgen behandelt, sondern auch die **Halsschlagadern.** Dies kann teilweise notwendig sein bei Patienten, die bereits einen Schlaganfall erlitten haben. Aber auch beschwerdefreien Patienten mit zunehmenden Engstellen der Halsschlagader wird

ab einem gewissen Engegrad (Stenosegrad) eine Operation empfohlen. In diesen Fällen geht es darum, einen **Schlaganfall** zu verhindern.

Aussackungen der Hauptschlagader
Schlagadern können nicht nur zu eng, sondern auch zu weit werden. Diese krankhaften **Aussackungen** (medizinisch **Aneurysma** genannt) werden ab einem gewissen Durchmesser von Gefäßchirurgen versorgt, um das **Platzen (Ruptur)** zu verhindern. Denn je größer der Durchmesser eines Aneurysmas ist, desto höher wird das Risiko einer Ruptur. Eine bereits erfolgte Ruptur ist eine sehr gefährliche Situation, die unbehandelt zum **Verblutungstod** führt. Am häufigsten von einem Aneurysma betroffen ist die große Hauptschlagader (Aorta) im Brustkorb und Bauch.

Blutwäsche
Patienten mit einer Nierenerkrankung und der Notwendigkeit zur **Blutwäsche** benötigen hierfür einen gut zugänglichen Gefäßzugang, welcher medizinisch als **Shunt** bezeichnet wird. Die Anlage eines Shunts ist eine klassische gefäßchirurgische Operation. Mittlerweile werden allerdings viele **Shuntoperationen** unter ambulanten Bedingungen ohne Krankenhausaufenthalt durchgeführt.

Gefäßverletzungen
Gefäßverletzungen nach Unfällen (Traumen), sogenannte traumatische Gefäßläsionen, entstehen typischerweise an vorher gesunden Gefäßen. Ursächlich können scharfe Gegenstände oder auch Knochensplitter bei einem komplizierten Knochenbruch sein. Da diese Verletzungen häufig zu erheblichen Blutungen führen, müssen sie in aller Regel notfallmäßig genäht und teilweise auch ersetzt werden. Auch dies fällt ins Aufgabengebiet der Gefäßchirurgie.

Gefäßerkrankungen bei Sportlern
Gefäßerkrankungen durch zu viel **Sport** oder Belastung bei der **Arbeit** sind sehr selten. In aller Regel sind Sport sowie Bewegung gesund für die Gefäße. Dennoch kann eine Überbelastung durch gleichförmige schnelle Bewegungen, zum Beispiel beim professionellen Radrennfahren, zu **Verdickungen** der Gefäßwand und letztlich auch zu Engstellen führen. Auch in diesen Fällen sind Gefäßchirurgen die erste Anlaufstelle.

Krampfadern
Venenerkrankungen sind häufige Gefäßerkrankungen, die allerdings nicht das Hochdruck- (Arterien), sondern das sogenannte Niederdrucksystem betreffen. Es handelt sich um **Thrombosen** sowie **Krampfadern**, welche in aller Regel keine lebensbedrohlichen Erkrankungen sind. Bei den Krampfadern, medizinisch als Varizen bezeichnet, handelt es sich um Aussackungen der oberflächlichen Venen, meistens am Bein. Bei der Thrombose hingegen bilden sich Gerinnsel in den Venen, auch hier sind meistens die Beine betroffen. Allerdings ereignen sich Thrombosen häufiger in den tiefen Venen, die von außen nicht sichtbar sind.

Venenthrombosen

Schwere Blutungskomplikationen wie bei Schlagadern kommen bei Venen nicht vor, allerdings kann es bei einer venösen Thrombose zur Verschleppung von Gerinnseln in die Lunge kommen, was als gefürchtete Komplikation gilt und als Lungenembolie bekannt ist.

Arteriosklerose

1. *Ist die Atherosklerose wirklich gefährlicher als ein Tumor?*

Gefäßerkrankungen sind seit etlichen Jahren die Todesursache Nr. 1 in Industrieländern, und zwar noch vor bösartigen Tumorerkrankungen. Da die überwiegende Mehrzahl der Gefäßerkrankungen auf die Atherosklerose in Form von Gefäßverkalkungen und Fettablagerungen zurückzuführen ist, lässt sich bedauerlicherweise bestätigen, dass die Atherosklerose eine schwerwiegende Erkrankung ist und hinsichtlich tödlicher Verläufe mittlerweile die Tumorerkrankungen überholt hat. Wichtige Beispiele für gefährliche und mitunter tödlich verlaufende Gefäßerkrankungen sind der Herzinfarkt, Schlaganfälle sowie das Platzen der Hauptschlagader. Die Atherosklerose ist vermeidbar und jeder kann (und sollte!) etwas tun, dass sie nicht auftritt bzw. in ihrer Ausprägung geringer wird. Hier unterscheiden sich die Atherosklerose und Tumorerkrankungen, da bei Letzteren häufig eine schicksalhafte Erkrankung ohne Einflussnahme des Patienten vorliegt. Umso wichtiger ist die Kenntnis von Gefäßerkrankungen und ihren Risikofaktoren, was Sinn und Zweck nachfolgender Ausführungen und Aufklärungen zu diesem Thema ist.

2. *Was bedeutet Arteriosklerose wortwörtlich?*

Unter der **Arteriosklerose** versteht man sämtliche Erkrankungen, die zu einer Verkalkung, Verhärtung sowie Verengung von Schlagadern führen. **„Arterio-"** steht für Schlagadern, medizinisch auch Arterien genannt. Der Begriff **„Sklerose"** ist der Fachausdruck für Verhärtung.

3. *Gibt es unterschiedliche Formen der Gefäßverkalkung?*

Arteriosklerose ist ein Überbegriff für sämtliche Gefäßverkalkung und -verhärtungen. Je nachdem, wie die Ablagerungen beschaffen sind und welche Grunderkrankung zugrunde liegt, unterteilt man die Arteriosklerose in drei Unterformen:

1. Arteriolosklerose
2. Mediasklerose
3. Atherosklerose

4. *Ist es wichtig, diese Unterformen zu kennen?*

Da die **Atherosklerose** die häufigste der drei Unterformen ist, werden die Begriffe Atherosklerose und Arteriosklerose sowohl im Volksmund, aber auch von vielen Medizinern oft gleichbedeutend verwendet. Daher ist die **Atherosklerose** sicherlich die wichtigste Unterform der **Arteriosklerose**, deren Bezeichnung man schon mal gehört haben sollte.

Dennoch möchte ich kurz auf die einzelnen Unterformen der Arteriosklerose eingehen.

5. *Was versteht man unter der Arteriolosklerose?*

Bei der **Arteriolosklerose** handelt es sich um Ablagerungen in der Wand kleinerer Arterien, beispielsweise den Finger-, Zehen- oder Nierenarterien. Diese Ablagerungen bestehen allerdings nicht aus Lipiden (Fett), sondern aus sogenannten hyalinen Membranen. Diese sind von der Konsistenz her mit weichem Kunststoff vergleichbar und meist farblos-durchschimmernd. Sie entstehen vor allem durch einen schlecht eingestellten Bluthochdruck oder sind Folge der Zuckerkrankheit (Diabetes mellitus). Grundsätzlich ist die Endung „-lo" in der Medizin häufig eine Bezeichnung für kleinere Strukturen, man könnte es auch als Verniedlichungsform bezeichnen. So ist **Arteriolo-** die „Verniedlichung" von **Arterio-** und bezeichnet kleine Arterien.

6. *Was genau ist die Mediasklerose?*

Bei der **Mediasklerose**, die nach ihrem Erstbeschreiber auch **Mönckeberg-Sklerose** genannt wird, handelt es sich um eine zirkuläre (also die gesamte Arterie ringsherum betreffende) Verkalkung und Verhärtung der Muskelschicht mittelgroßer und kleiner Arterien. Die Muskelschicht liegt zwischen der Innenschicht (Intima) und der Außenschicht (Adventitia), stellt folglich die mittlere Gefäßwandschicht dar. Daher kommt auch die Bezeichnung „**Media**", was mit **Mitte** gleichzusetzen ist. Bei der Arteriolosklerose sowie der Atherosklerose ist stets die Innenschicht (Intima) betroffen. Die Mediasklerose ist meistens am Unterschenkel oder Fuß anzutreffen, Diabetes mellitus stellt den Hauptrisikofaktor im Entstehungsprozess dar.

7. *Was ist das Besondere an der Atherosklerose?*

Bei der **Atherosklerose**, der häufigsten und wichtigsten Form der Arteriosklerose, bilden sich Ablagerungen von Fett, Cholesterin und Kalk in der **Innenschicht (Intima)** von Schlagadern. Diese Ablagerungen werden auch als Plaques bezeichnet. Durch diese Ablagerungen kommt es zur Verhärtung (**Sklerose**) der Arterienwand. Die Bezeichnung „**Athero**" erfolgte in Anlehnung an **Atherome**. Hierbei handelt es sich um knotenförmige Ablagerungen in der Haut um Talgdrüsen herum, welche wie große **Mitesser** („Pickel") imponieren. Da der Inhalt der **atherosklerotischen** Plaques ähnlich aussieht wie der von Atheromen in der Haut, erhielt die Atherosklerose im Rahmen ihrer Erstbeschreibung diesen Namen. Im Gegensatz zu Atheromen, die aus Aussonderungen von Talgdrüsen entstehen, lagern sich in atherosklerotischen Plaques Cholesterinkristalle und Fette aus dem Blutstrom in der Gefäßwand ab. Je mehr Fett und Cholesterin sich in der Arterienwand ablagern, desto größer werden die Engstellen. Im Extremfall kann auch ein Verschluss entstehen.

Da alle Schlagadern unseres Körpers, von Kopf bis Fuß und von groß bis klein, von der Atherosklerose betroffen sein können, sind die Probleme und Beschwerden sehr vielgestaltig (siehe Abb. 1).

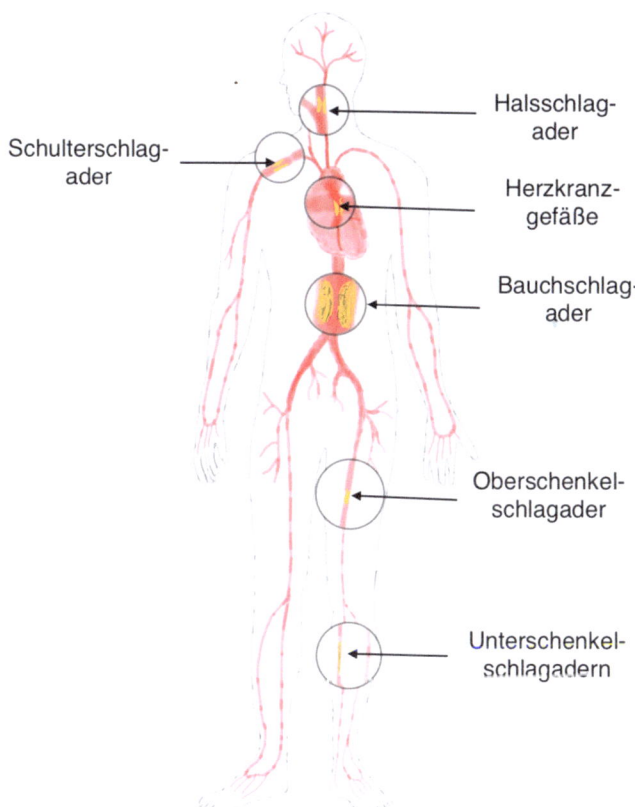

Abb. 1 Häufig von der Atherosklerose betroffene Gefäßregionen

8. Es heißt, die Gefäßverkalkung sei eine Volkskrankheit. Stimmt das?

Die Atherosklerose wird als Volkskrankheit bezeichnet, und das ist nicht unbegründet. Es handelt sich um eine sogenannte degenerative Erkrankung, was bedeutet, dass es eine Art „Alterserkrankung" und Abnutzungserscheinung ist. Daher ist es nicht verwunderlich, dass das Erkrankungsrisiko mit zunehmendem Lebensalter ansteigt:

ALTER	BETROFFENE
Junge Menschen bis zum **40. Lebensjahr**	< 1 %
Bei den **40- bis 50-Jährigen** schon etwa	2 %
Bei den **50- bis 60- Jährigen** bereits	5 %
Bei **60- bis 70-Jährigen** jeder 10., also	10 %
Bei **70- bis 80-Jährigen**	15 %
Ab 80 etwa jeder 5., also	20 %

Bitte erschrecken Sie nicht, auch wenn Sie vielleicht schon etwas älter sind und bisher keinerlei Probleme mit den Schlagadern hatten. Sie werden sich jetzt wahrscheinlich denken, dass Sie dann bestimmt auch Gefäßverkalkung haben. Natürlich ist es möglich, aber in vielen Fällen und insbesondere, wenn Sie keinerlei Probleme haben, sollten Sie sich jetzt nicht beunruhigen oder gar Angst haben. Gefäßverkalkung in fortgeschrittenem Lebensalter sind aus Sicht der Mediziner völlig normal und haben noch nicht zwingend einen Krankheitswert.

9. Wie hoch ist in etwa das Risiko, im Laufe des Lebens an einer Atherosklerose zu erkranken?

Das ist nicht pauschal zu beantworten, aber das Risiko liegt bei etwa 10 %, d. h., grob geschätzt bekommt in Industrieländern jeder 10. Mensch im Laufe seines Lebens eine Komplikation durch Gefäßverkalkungen.

In Entwicklungsländern sowie in europäischen Ländern mit primär mediterraner Ernährungsweise ist das Erkrankungsrisiko deutlich geringer, was unter anderem auf den schützenden Effekt von frischem Gemüse, Obst und ungesättigten Fettsäuren (beispielsweise Olivenöl) zurückgeführt wird.

10. Wie entsteht die Atherosklerose?

Da die Atherosklerose eine Veränderung der Gefäßinnenschicht darstellt, entsteht sie in aller Regel durch Veränderungen der Zusammensetzung sowie der Flusseigenschaften des Blutes. Erhöhte Blutfette führen dazu, dass sich fettreiche Plaques bilden. Erhöhte **Blutdruckwerte** sowie **Verwirbelungen** im Gefäßinneren führen zu Ablagerungen von **Kalk** und **Verhärtungen** der Gefäßwand. Hierdurch entstehen zudem auch noch Unregelmäßigkeiten, die Gefäßwand ist nicht mehr so glatt wie vorher. Dies wiederum lockt **Blutplättchen** (Thrombozyten) an, die sich an die Kalkablagerungen zusätzlich anlagern. Hierdurch wird die Entstehung der Ablagerungen beschleunigt und die Engstellen nehmen zu (siehe Abb. 2).

Arteriosklerose

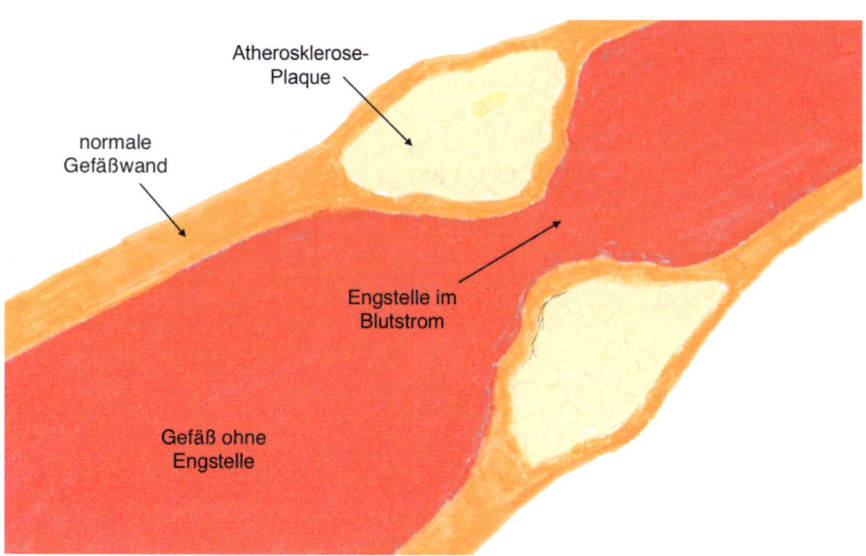

Abb. 2 Schematische Darstellung von atherosklerotischen Plaques in einer Schlagader

Tab 2.1 Übersicht über häufig von der Atherosklerose betroffene Schlagadern und resultierende Erkrankungen

Betroffenes Gefäß	Krankheit	Zuständige Fachrichtung
Halsschlagadern	Schlaganfall	Gefäßchirurgie
Herzkranzgefäße	Herzinfarkt	Herzchirurgie/Kardiologie
Bauchschlagader	Geplatztes Aneurysma	Gefäßchirurgie
Brustschlagader	Geplatztes Aneurysma	Gefäßchirurgie
Darmschlagader	Darminfarkt („schwarzer Darm")	Gefäßchirurgie
Leisten-/Beinschlagader	Gefäßverschluss („kaltes Bein")	Gefäßchirurgie

11. *Gibt es Gefäße, die häufiger betroffen sind?*

Grundsätzlich können alle Schlagadern des Körpers, von Kopf bis Fuß, von der Atherosklerose betroffen sein. Aber es gibt Gefäße, die häufiger betroffen sind bzw. bei denen ein Befall zu schwerwiegenden Problemen führen kann. Einen Überblick liefert Tab. 2.1.

12. *Welche Erkrankungen können durch die Atherosklerose entstehen?*

Da die Atherosklerose sämtliche Schlagadern des gesamten Körpers betreffen kann, sind die hierdurch entstehenden Erkrankungen sehr unterschiedlich. Letztlich können sowohl krankhafte Verengungen (Stenosen) als auch das Gegenteil, nämlich Erweiterungen (Aneurysmata), auftreten. Verengungen entstehen durch die Ablagerungen von Fetten, Cholesterin und Kalk. Erweiterungen resultieren aus der veränderten Widerstandsfähigkeit der Gefäßwand, in deren Folge es zu Aussackungen bis hin zum Platzen (Ruptur) kommen kann.

13. *Mit welchen Untersuchungen kann man eine Atherosklerose nachweisen?*

Die einfachste und schnellste Untersuchung ist der Ultraschall. Hiermit kann eine Beurteilung der Gefäßwand sowie des Gefäßinnenraums erfolgen. Der Ultraschall (medizinisch auch als Sonografie bezeichnet) hat keine Nebenwirkungen, ist beliebig oft wiederholbar und ermöglicht dem Untersucher, Verkalkungen sowie Engstellen, aber auch Aussackungen und Ablagerungen im Bereich der Gefäßwand festzustellen. Außerdem können Gefäßverschlüsse dargestellt werden, da in ihnen der Blutfluss nicht mehr nachweisbar ist.

14. *Gibt es Medikamente, die Verkalkungen wieder auflösen können?*

Wenn sich erst einmal Verkalkungen gebildet haben, sind diese fest mit der Arterienwand verbunden und durch Medikamente nicht mehr auflösbar. Flache Fettablagerungen, die bereits im Kindes- und Jugendalter beobachtet werden, können sich wieder zurückbilden. Wenn diese Ablagerungen länger bestehen und sich Verkalkungen gebildet haben, ist ein einfaches Auflösen nicht mehr möglich. Medikamente, welche eine Auflösung von Atherosklerose-Ablagerungen ermöglichen, gibt es aktuell bedauerlicherweise (noch) nicht.

15. *Kann man verhindern, dass die Gefäßverkalkungen weiter voranschreiten?*

Zu den wichtigsten Maßnahmen, um das Voranschreiten von Gefäßverkalkungen aufzuhalten, gehört die Änderung von Ernährungs- und Lebensgewohnheiten. An erster Stelle der Risikofaktoren steht das Rauchen, weshalb es nicht oft genug betont und empfohlen werden kann, das Rauchen einzustellen. Weitere Maßnahmen sind eine gesunde Ernährung mit viel Obst und Gemüse sowie wenig industriell verarbeiteten fett- und zuckerreichen Nahrungsmitteln. Außerdem gehört körperliche Bewegung, bereits in Form einfacher Spaziergänge, zum gesunden Lebensstil.

16. *Kann ich durch eine gesunde Lebensweise Gefäßverkalkung vermeiden?*

Da es sich bei der Atherosklerose um eine degenerative Erkrankung, also unter anderem auch um eine Alterserscheinung handelt, kann selbst durch eine gesunde Ernährung und viel körperliche Bewegung nicht verhindert werden, dass Gefäßverkalkungen entstehen. Das Risiko, dass diese meist symptomlosen (= keine Probleme hervorrufenden) Gefäßverkalkungen zu Komplikationen führen, kann durch eine entsprechend gesundheitsbewusste Lebensweise allerdings deutlich reduziert werden. So kann es als völlig normal angesehen werden, wenn eine 75-jährige Frau, die sehr gesund ist und lebt, vereinzelte Kalkablagerungen in Gefäßen aufweist. Dies hat per se keinen Krankheitswert, sondern entspricht einer völlig normalen Alterserscheinung.

Schaufensterkrankheit

17. *Was ist die Schaufensterkrankheit genau?*

Bei der Schaufensterkrankheit (medizinisch Claudicatio intermittens) handelt es sich um Verengungen der Beinschlagadern, die in den allermeisten Fällen durch eine Atherosklerose verursacht werden. Aufgrund dieser Schlagaderverengung kann die Durchblutung der Beinmuskulatur bei Belastung nicht mehr gesteigert und aufrechterhalten werden. Das bedeutet, dass bei Belastung Beinschmerzen entstehen, die unter Ruhebedingungen vollständig verschwinden. Deshalb ist für die Schaufensterkrankheit typisch, dass die Patienten immer wieder Gehpausen einlegen, um die Anstrengung der Beine zu vermindern und die Schmerzen zu beenden. Nach diesen Ruhepausen ist es den Patienten wieder möglich, eine vorübergehende Belastung durchzuführen.

18. *Wie und warum entsteht die Schaufensterkrankheit?*

Die Schaufensterkrankheit entsteht dadurch, dass in den Schlagadern (medizinisch: Arterien) der Beine Engstellen oder Verschlüsse entstehen, und zwar durch Ablagerungen von Kalk, Fetten und Cholesterinkristallen in der Gefäßwand. Mit zunehmendem Alter wird die Gefäßwand naturgemäß weniger elastisch, weshalb auch das Risiko für Ablagerungen und Verengungen zunimmt. Bei der Schaufensterkrankheit können prinzipiell alle Schlagadern betroffen sein – von der großen Bauchschlagader (Aorta) über die Beckenarterien (Iliakalarterien), die Leiste bis hin zu den Ober- und Unterschenkelschlagadern. Am häufigsten allerdings sind die Leisten- und Oberschenkelgefäße befallen. Die Leistenschlagadern sind meistens verengt und einer Operation gut zugänglich. Am Oberschenkel werden häufig Engstellen oberhalb des Kniegelenkspaltes oder aber langstreckige Verschlüsse beobachtet.

19. *Wie hoch ist das Risiko, eine Schaufensterkrankheit zu bekommen?*

Das ist nicht pauschal zu beantworten und hängt davon ab, wie alt man ist bzw. wird. Mit steigendem Alter nimmt auch das Risiko zu, eine Schaufensterkrankheit zu bekommen. Schätzungsweise jeder Vierte über 75 ist betroffen, ab 80 bereits jeder Dritte.

In Deutschland ist zudem eine steigende Tendenz bei der Zahl an Betroffenen zu verzeichnen. So waren im Jahr 2000 etwas mehr als 1 % der Bevölkerung (ca. 1 Mio.) betroffen, 20 Jahre später bereits knapp 3 % (2,5 Mio.???). Dieser Anstieg wird unter anderem auf die zunehmende Lebenserwartung zurückgeführt, aber auch auf unsere Lebens- und Ernährungsgewohnheiten.[1]

Jeder kann etwas dafür tun, dass sein Risiko geringer wird, aber ein sicheres Rezept gegen die Schaufensterkrankheit gibt es nicht.

20. *Kann ich durch gesunde Ernährung und viel Bewegung die Schaufensterkrankheit verhindern?*

Der Schaufensterkrankheit liegt zum allergrößten Teil die Atherosklerose mit Kalk- und Cholesterinablagerungen in der Gefäßwand zugrunde. Diese Ablagerungen entstehen naturgemäß im Laufe des Lebens und sind mit zunehmendem Alter immer häufiger anzutreffen. Von dieser Seite betrachtet handelt es sich bei der Schaufensterkrankheit um eine Alterserscheinung, auf die der alternde Mensch in aller Regel wenig bzw. keinen Einfluss hat. Lediglich jung zu sterben wäre eine Option, aber keine gute: Wir wünschen uns alle ein langes und gesundes Leben. Es gibt aber auch eine gute Nachricht, nämlich dass jeder selbst Einfluss auf die Ausprägung der Gefäßverkalkungen hat. Viel Bewegung, eine abwechslungsreiche gesunde Ernährung sowie das Vermeiden von Übergewicht und Nikotin können entscheidend dazu beitragen, dass Gefäßverkalkungen deutlich später und weniger ausgeprägt auftreten.

Die Antwort auf die Frage lautet also, dass jeder einen nicht unerheblichen Beitrag leisten kann, um das Risiko für Gefäßverkalkungen zu vermeiden.

21. *Muss ich Angst haben, das Bein zu verlieren, wenn ich an der Schaufensterkrankheit leide?*

Prinzipiell gibt es bei jeder Gefäßerkrankung Risiken, wozu die fortgeschrittene Durchblutungsstörung, der Infekt sowie im Extremfall auch der Verlust des Beines gehören. Bei der Schaufensterkrankheit liegt allerdings in aller Regel eine kompensierte, also durch körpereigene Umgehungskreisläufe ausgeglichene, Durchblutungsstörung vor, weshalb hier das Risiko einer Amputation gering ist. Sie sollten aber auf An-

---

[1] Rammos C, Steinmetz M, Lortz J, Mahabadi AA, Petrikhovich O, Kirsch K, Hering R, Schulz M, Rassaf T. Peripheral artery disease in Germany (2009–2018): Prevalence, frequency of specialized ambulatory care and use of guideline-recommended therapy – A population-based study. Lancet Reg Health Eur. 2021 May 3;5:100113. doi: https://doi.org/10.1016/j.lanepe.2021.100113. PMID: 34557822; PMCID: PMC8454876.

Schaufensterkrankheit

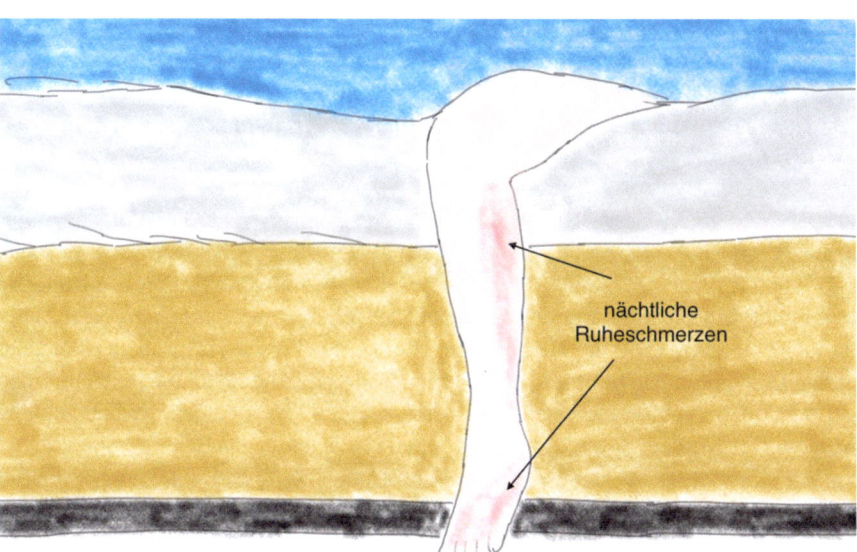

Abb. 1 Bei nächtlichen Ruheschmerzen wird das Bein typischerweise aus dem Bett herausgehängt, um die Durchblutung zu verbessern und die Beschwerden zu mindern

zeichen einer Verschlechterung der Durchführung achten. Hierzu gehören nächtliche Ruheschmerzen, die besser werden, wenn das Bein nach unten aus dem Bett hängt (siehe Abb. 1).

Aber auch offene Wunden, die schlecht abheilen, sollten Anlass sein, sich ärztlich untersuchen zu lassen.

22. *Kann ich einen plötzlichen Gefäßverschluss bekommen, wenn ich an der Schaufensterkrankheit leide?*

Normalerweise treten bei der Schaufensterkrankheit die Beschwerden der Durchblutungsstörung nur auf, wenn das Bein belastet wird. Ein plötzlicher Gefäßverschluss (medizinisch: akuter arterieller Verschluss) verursacht in aller Regel sehr starke Schmerzen und ein Kältegefühl des Beines. Diese Beschwerden sind unabhängig von der Belastung, treten folglich auch in Ruhe auf. Dies unterscheidet den plötzlichen Gefäßverschluss von der Schaufensterkrankheit. Es kommt allerdings vor, dass sich in den Engstellen der Gefäße bei der Schaufensterkrankheit Gerinnsel ablagern, die dann zu einem plötzlichen Gefäßverschluss führen können. Deshalb wird vielen Patienten, die an einer Schaufensterkrankheit leiden, eine Blutverdünnung empfohlen. Hierdurch kann das Risiko einer Gerinnselbildung deutlich reduziert werden. Typischerweise wird Acetylsalicylsäure, auch bekannt als ASS® oder Godamed®, verschrieben. Daher sollten Sie diese Blutverdünner nicht eigenständig absetzen, ohne vorher mit Ihrem Arzt gesprochen zu haben. Genau genommen handelt es sich nicht um „Blutverdünner" (Beispiel hierfür wäre Marcumar®), sondern um Medikamente, welche das Aneinanderlagern von Blutplättchen

(Thrombozyten) hemmen und dadurch die Gerinnselbildung reduzieren. Sie werden auch als Thrombozytenaggregationshemmer bezeichnet.

23. *Ist so ein Verschluss der Oberschenkelschlagader nicht sehr schmerzhaft und gefährlich?*

Der Verschluss der Oberschenkelschlagader ist für sich genommen weder schmerzhaft noch gefährlich. Dies liegt daran, dass der Verschluss sich meistens über viele Monate und Jahre hinweg entwickelt, und zwar über eine zunehmende Verengung hin bis zum Verschluss. Daher entstehen meist Umgehungskreisläufe, die oft ähnlich gut wie die Hauptarterie sind (siehe Abb. 2). Man kann es sich so ähnlich vorstellen wie bei einer Autobahn und den umgebenden Landstraßen: Wenn auf der Autobahn eine oder mehrere Spuren gesperrt sind, werden die Landstraßen benutzt. Der Körper kann seine „Landstraßen" auch noch zusätzlich verstärken und ausbauen, sodass es am Ende über die „Landstraßen" teilweise sogar noch schneller geht als über die „Autobahn". Dies ist auch das Hauptprinzip vom Gehtraining.

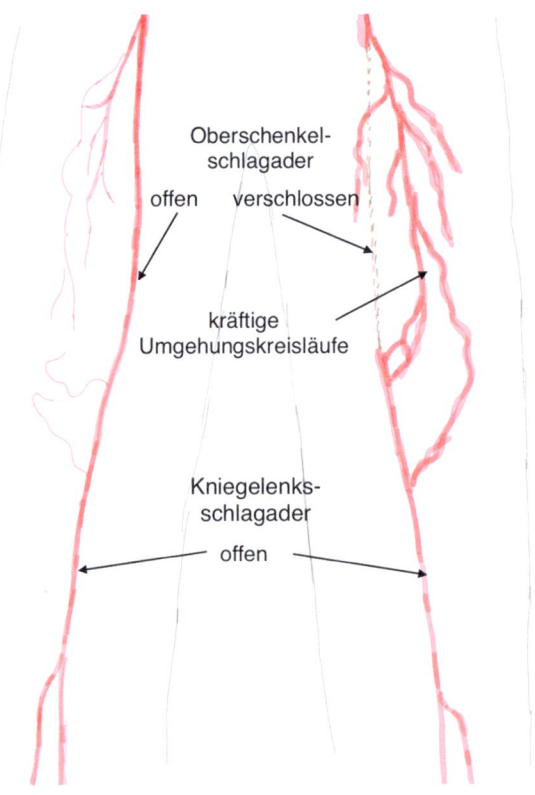

Abb. 2 Schematische Darstellung der Kollateralisation (Ausbildung von Umgehungskreisläufen) eines Verschlusses der Oberschenkelarterie

24. *Gibt es unterschiedliche Formen der Schaufensterkrankheit?*

Letztlich gibt es unterschiedliche Ausprägungen im Schweregrad der Schaufensterkrankheit. Der Schweregrad lässt sich in aller Regel anhand der Gehstrecke einschätzen, weshalb bei einer gefäßchirurgischen Untersuchung auch stets nach der schmerzfreien Gehstrecke gefragt wird. Diese sollte im Idealfall in Metern angegeben werden können, andernfalls kann aber auch eine sogenannte „Gehstreckenbestimmung" auf dem Laufband erfolgen. Entscheidend ist auch, ob und wie sehr sich der Patient in seiner Lebensqualität eingeschränkt fühlt. Einem Menschen in sehr fortgeschrittenem Lebensalter beispielsweise können 20 m in der Wohnung genügen, um sich glücklich zu fühlen und den Alltag zu meistern, wohingegen dem jüngeren und aktiven Patienten eine schmerzfreie Gehstrecke von 500 m nicht ausreicht. Man denke hier exemplarisch an einen Briefträger.

25. *Welche Untersuchungen werden bei einer Schaufensterkrankheit durchgeführt?*

Am wichtigsten zur Abklärung einer Schaufensterkrankheit ist sicherlich die Erhebung der **Krankengeschichte**, welche medizinisch auch **Anamnese** genannt wird. Hierbei werden Risikofaktoren für Gefäßverkalkungen abgefragt, insbesondere das Vorliegen eines schlecht eingestellten hohen Blutdrucks oder einer Zuckerkrankheit (Diabetes, mellitus), hohe Blutfette und Rauchen.

Ebenfalls wichtig in diesem Zusammenhang ist die Erhebung einer **Familienanamnese**, insbesondere ob Gefäßerkrankungen (wie z. B. ein Schlaganfall oder Herzinfarkt) häufiger in der Familie auftreten bzw. aufgetreten sind und eventuell auch ursächlich für den Tod eines nahen Angehörigen waren.

Die nächste wichtige Untersuchung zur Abklärung bei Verdacht auf eine Schaufensterkrankheit stellt die **Messung des Blutdrucks am Fuß** dar, insbesondere ist hierbei der Vergleich mit dem Blutdruck am Arm wichtig. Der Fachausdruck für diese Untersuchung lautet Knöchel-Arm-Dopplerindex, oft auch als **ABI** (vom englischen **A**nkle **B**rachial **I**ndex) abgekürzt. Normalerweise ist der Blutdruck am Fuß genauso hoch wie am Arm. Wenn der Blutdruck am Fuß niedriger ist als am Arm, spricht dies ab einem gewissen Wert ebenfalls für eine Durchblutungsstörung und sollte weiter abgeklärt werden.

In diesen Fällen kann eine Ultraschall-Untersuchung (Sonografie) veranlasst werden, durch die oft genauere Aussagen über Gefäßwandveränderungen und -verkalkungen sowie Engstellen oder Verschlüsse von Schlagadern getroffen werden können.

Zur weiteren Therapieplanung und Auswahl des richtigen Therapieverfahrens wird anschließend dann oft eine Kernspinangiografie veranlasst. Diese wird auch als **MR-(Magnetresonanz)-Angiografie** bezeichnet und einfach mit **MRA** abgekürzt.

26. Sind Stents die einzige Therapieoption bei der Schaufensterkrankheit?

Der Einsatz von Stents ist sicherlich eine der wichtigsten und mittlerweile auch am häufigsten angewendeten Möglichkeiten, um eine beginnende Schaufensterkrankheit zu behandeln. Es gibt allerdings eine Vielzahl weiterer Behandlungsverfahren, beispielsweise

- Gehtraining
- Medikamente zur Verbesserung der Durchblutung
- Entfernung von Kalkablagerungen durch Katheter
- Chirurgische Entfernung von Kalkplaques inklusive Einnaht von Erweiterungsstreifen
- Überbrückung von Gefäßverschlüssen mit einem Bypass

27. Was ist das Prinzip des Gehtrainings?

Beim Gehtraining handelt es sich um eine strukturierte Belastung der Beinmuskulatur und ihre Durchblutung durch regelmäßiges Gehen, und zwar so lange, bis Schmerzen auftreten. Dann werden kurze Pausen eingelegt und es wird erneut weitergegangen, bis die brennenden Schmerzen in den Waden bzw. Oberschenkeln wieder auftreten. Genau genommen ist es vergleichbar mit dem Muskeltraining im Fitnessstudio. Auch beim Gehtraining wird in regelmäßigen Übungen die spezifische Beinmuskulatur trainiert, indem eine Belastung durch das Gehen mit anschließender Pause und mehrmaliger Wiederholung durchgeführt wird. Durch dieses Training wird die Durchblutung der Muskulatur gesteigert, und Umgehungskreisläufe, praktisch neue Gefäße, werden ausgebildet. Durch diese neuen Gefäße, auch als Kollateralgefäße bezeichnet, können Engstellen und Verschlüsse der ursprünglichen Schlagadern überbrückt werden. Man kann es sich so vorstellen wie bei einer Sperrung der Autobahn und anschließender Verkehrsumleitung über die Landstraßen. Über diese „Nebenwege" geht es zwar meistens langsamer, aber wenn genügend Wege vorhanden sind, kommt man auch hier ohne Stau ans Ziel.

28. Welche Medikamente kann man bei der Schaufensterkrankheit einnehmen?

Das am häufigsten verschriebene Medikament bei Gefäßverkalkungen, folglich auch bei der Schaufensterkrankheit, ist **Acetylsalicylsäure**. Dieses Medikament ist auch bekannt als ASS® oder Godamed®. Es verhindert, dass sich Blutplättchen an die Verkalkungen der Gefäßwand anlagern und es zu plötzlichen Gefäßverschlüssen oder zu einer Zunahme der Engstellen kommt.

Ein weiteres Medikament ist Cilostazol, bekannt unter dem Handelsnamen Pletal®. Dieses Medikament bewirkt zusammen mit dem Gehtraining eine schnellere Verlängerung der schmerzfreien Gehstrecke.

Häufig werden auch sogenannte **Cholesterinsenker** verschrieben, die als **Statine** bezeichnet werden. Sie werden auch verschrieben, wenn die Blutwerte und insbesondere Cholesterin im Normbereich liegen, worüber sich viele Patienten wundern. Der Sinn und Zweck von **Statinen** (beispielsweise Simvastatin, Atorvastatin) in diesen Fällen ist weniger, die Blutfette zu senken, sondern die Kalkablagerungen zu stabilisieren. Es wurde in Studien nachgewiesen, dass Kalkablagerungen durch eine Statinmedikation in den Gefäßen weniger zerklüftet sind und langsamer wachsen. Dies betrifft bei der Schaufensterkrankheit primär die Beingefäße, aber auch in allen anderen Gefäßen werden die Kalkablagerung durch Statine verlangsamt und die Oberfläche der Plaques wird geglättet.

Manchen Patienten wird auch eine **stärkere Blutverdünnung** empfohlen, die im Krankenhaus durch Spritzen und Infusionen und außerhalb des Krankenhauses meistens durch Tabletten erfolgt.

Zu diesen stärkeren blutverdünnenden Medikamenten gehört das sogenannte **Marcumar®** (Wirkstoff Phenprocoumon), welches vor allem nach komplizierten Bypassanlagen verordnet wird. Aber auch bei Herzrhythmusstörungen wird vielfach Marcumar® empfohlen. Der Nachteil an Marcumar® ist, dass regelmäßige Laborkontrollen notwendig sind, um die korrekte Dosierung zu finden und festzulegen. Diese schwankt erfahrungsgemäß zwischen 1/4 Tablette jeden 2. Tag bis zu 2 Tabletten täglich.

Es gibt mittlerweile neuere Medikamente, die bei allen Patienten gleich dosiert werden können und regelmäßige Blutabnahmen dadurch überflüssig machen. Diese Medikamente werden unter dem Überbegriff „**n**eue **o**rale **A**ntikoagulantien (NOAK)" zusammengefasst. **Oral** bedeutet, dass das Medikament über den Mund als Tablettenform eingenommen wird. **Anti** steht für „gegen", und **Koagulation** ist der Fachausdruck für die Gerinnung. Beispiele für NOAKs sind **Xarelto®** (Wirkstoff Rivaroxaban) oder **Eliquis®** (Wirkstoff Apixaban). Diese blutverdünnenden Medikamente können allerdings allenfalls die Beschwerden bei der Schaufensterkrankheit reduzieren und das Voranschreiten der Erkrankung verlangsamen. Eine Auflösung der Kalkablagerungen oder das Verschwinden von Engstellen bzw. Gefäßverschlüssen ist allerdings nicht möglich. Hierfür bedarf es einer Ballondilatation oder gefäßchirurgischen Operation.

29. *Welche Operationen gibt es?*

Es gibt bei kurzen Engstellen und Verschlüssen die Möglichkeit, das Gefäß an der verengten Stelle zu eröffnen und die Ablagerungen auszuschälen. Anschließend kann das Gefäß allerdings nicht direkt verschlossen werden, da es sonst an dieser Stelle zu einer sanduhrförmigen Einengung kommen würde. Stattdessen wird die Einnaht eines Erweiterungsstreifens notwendig, auch als Patchplastik bezeichnet.

Bei langstreckigen Engstellen bzw. Verschlüssen, welche teilweise 20 cm und länger sind, ist eine Patchplastik aufwendig und weniger erfolgversprechend. In solchen Fällen wird ein sogenannter **Bypass** angelegt. Hierbei handelt es sich um eine Umleitung, die das verschlossene Gefäß überbrückt. Oft wird hierfür die körpereigene Vene vom Bein entnommen, teilweise muss aber auch körperfremdes Material (Kunststoff) eingesetzt werden. Die meisten denken bei dem Wort Bypass an eine Operation am Herzen. Das ist zwar nicht falsch, auch am Herzen können

Abb. 3 Schematische Darstellung eines Bypasses am Bein zur Überbrückung eines Gefäßverschlusses

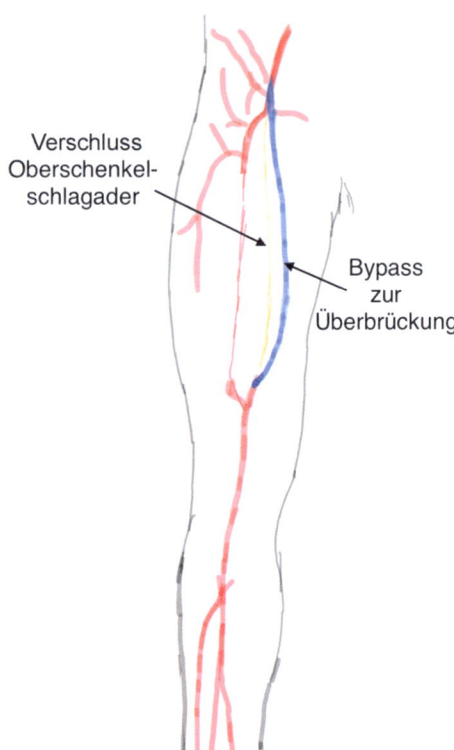

Bypässe angelegt werden. Dies kann notwendig werden, wenn die Herzkranzgefäße verschlossen bzw. verengt sind und ein Stent nicht eingesetzt werden kann oder sich mehrfach verschlossen hat. Bypässe am Herzen werden durch Herzchirurgen durchgeführt. Aber ein Bypass kann auch an allen anderen Gefäßen, z. B. am Bein oder der großen Bauchschlagader, notwendig sein (siehe Abb. 3).

Der häufigste Grund hierfür ist die Schaufensterkrankheit. Es handelt sich bei der Bypass-Operation um eine sehr häufige gefäßchirurgische Standardtherapie.

Chronische Wunden

30. *Was haben Wunden mit der Durchblutung zu tun?*

Jede Hautverletzung benötigt eine funktionierende Wundheilung, um abheilen und sich wieder verschließen sowie eine gesunde Hautoberfläche bilden zu können. Zur Wundheilung gehören eine Versorgung der Wunde mit Nährstoffen und Sauerstoff sowie der Abtransport von Fremdkörpern, Bakterien und Gewebeabbauprodukten. Dies hängt alles von einem gesunden und funktionsfähigen Gefäßsystem ab, weshalb bei jeder chronischen Wunde und verzögerten Wundheilung eine Abklärung des Gefäßsystems erfolgen sollte.

31. *Ab wann spricht man von einer chronischen Wunde?*

Wenn eine Wunde längere Zeit nicht abheilt, wird dies in der Medizin auch als Wundheilungsstörung oder chronische Wunde bezeichnet. Meist sind es 8 Wochen, die als zeitliche Grenze vom Übergang einer frischen (= akuten) in eine schlecht heilende (= chronische) Wunde gelten. Es gibt allerdings auch Grunderkrankungen, bei denen jede Wunde von Beginn an als chronisch bezeichnet wird. Hierzu gehört beispielsweise die Zuckerkrankheit (Diabetes mellitus), da Patienten hier von Grund auf eine schlechtere Wundheilung haben. Dies liegt insbesondere daran, dass erhöhte Blutzuckerwerte die natürliche Wundheilung verzögern.

32. *Wie viele Menschen haben chronische Wunden?*

In Deutschland leiden etwa 2–4 Mio. Menschen an einer chronischen Wunde. Dies bedeutet, dass etwa 2–5 von 100 Patienten betroffen sind. Chronische Wunden gehören damit zu den häufigsten Erkrankungen und sind nicht selten Grund für eine Krankenhausbehandlung. Zunehmend werden chronische Wunden aber auch ambulant behandelt, weshalb Wundversorgung und entsprechend ausgebildete Wundmanager immer wichtiger werden.

33. *Was sind die häufigsten Ursachen für chronische, nicht heilende Wunden?*

Als die weitaus häufigste Ursache ist der Diabetes mellitus zu nennen, der in hoch entwickelten Ländern auch als Zivilisationskrankheit bezeichnet wird. Kombiniert mit dieser Erkrankung sind häufig ein Bewegungsmangel und Übergewicht, beides erhebliche Risikofaktoren für die Ausbildung einer Wunde. Deutlich wird dies dadurch, dass fast die Hälfte der Menschen mit Übergewicht und Bewegungsmangel mindestens einmal im Leben an einer chronischen Wunde leidet. Aber auch gefäßmedizinische Erkrankungen, insbesondere Durchblutungsstörungen wie die periphere arterielle Verschlusskrankheit (pAVK) oder die chronisch venöse Insuffizienz, sind ursächlich zu nennen.

34. *Welche Krankheitsbilder sind durch chronische Wunden charakterisiert?*

Es gibt eine Vielzahl an Erkrankungen, die mit chronischen Wunden und Wundheilungsstörungen einhergehen. Bei der pAVK als Durchblutungsstörung entstehen oft nicht heilende Wunden an den Zehen sowie im Außenknöchelbereich oder an der Außenseite des Unterschenkels.

Bei Erkrankungen der Venen können ebenfalls chronische Wunden entstehen, welche sich dann allerdings bevorzugt im Bereich des Innenknöchels befinden. Sie können sich aber auch zirkulär, d. h. rings um den gesamten Unterschenkel ausdehnen.

Die Zuckerkrankheit (Diabetes mellitus) als häufigste Stoffwechselerkrankung in unserer Wohlstandsgesellschaft führt oft zu Wunden und Entzündungen der Zehen. Bei der Gicht treten typischerweise Entzündungen und Schmerzen der Großzehe auf. Aber auch Hauterkrankungen führen nicht selten zu schlecht heilenden Wunden, die weiter abgeklärt werden müssen.

Daher empfiehlt es sich grundsätzlich, bei schlechter Wundheilung ärztliche Untersuchungen und Abklärungen durchführen zu lassen.

35. *Welche Untersuchungen sind bei chronischen Wunden notwendig?*

Bei chronischen Wunden sind mehrere Untersuchungen indiziert. Meistens muss die Gefäßversorgung untersucht werden, was mithilfe spezieller Blutdruckmessungen am Fuß sowie einer Ultraschalluntersuchung erfolgt. Des Weiteren kann es notwendig werden, die Wunde auf Bakterien und sonstige Krankheitserreger hin zu untersuchen. Dies erfolgt in aller Regel durch Wundabstriche und Untersuchungen unter dem Mikroskop. Auch Blut- oder Urinuntersuchungen sind zur Abklärung von Stoffwechselerkrankungen bei chronischen Wunden vielfach notwendig.

36. Wie werden chronische Wunden behandelt?

Letztlich sind zwei Aspekte wichtig in der Behandlung chronischer Wunden: Zunächst und vordergründig ist selbstverständlich die Behandlung der Wundoberfläche mit speziellen Wundauflagen und Verbänden. Hiermit wird die Heilung der Wundoberfläche gefördert. Außerdem ist aber auch die Behandlung der Grunderkrankung wie eines Diabetes mellitus oder einer pAVK wichtig, um die besten Voraussetzungen für eine ungestörte Wundheilung zu schaffen.

37. Muss ich so lange im Krankenhaus bleiben, bis die Wunden abgeheilt sind?

Bei chronischen Wunden ist es in den seltensten Fällen notwendig, dass die Patienten bis zum Abheilen der Wunde (was mehrere Wochen oder Monate dauern kann) im Krankenhaus bleiben. Vielmehr ist es so, dass anfänglich eine operative Wundsäuberung und regelmäßige Verbandswechsel (zunächst täglich, dann im Abstand von 2–3 Tagen) durchgeführt werden. Wenn die Wundverhältnisse stabil sind, was bedeutet, dass die Wundheilung aktiviert wurde und die Wunde sauber ist und abheilen kann, dann ist die weitere Wundbehandlung auch ambulant möglich. Hierfür wird häufig ein Verbandsdienst organisiert, beispielsweise durch einen Pflegedienst oder einen Wundmanager.

38. Wie sind meine Chancen, dass meine chronische Wunde abheilt?

Diese Frage kann nicht grundsätzlich beantwortet werden, da der Heilungsprozess und die Abheilungsdauer ganz entscheidend von den Ursachen, der Beschaffenheit und der Größe der Wunde abhängen. Die ungestörte Wundheilung benötigt normalerweise etwa 2 Wochen, was beispielsweise auch der Zeit entspricht, in der eine Operationswunde abheilt. Große Wundflächen, eine schlechte Durchblutung oder Infekte hingegen verzögern die Abheilung einer Wunde, die dann teilweise mehrere Monate in Anspruch nehmen kann.

39. Was kann ich selbst tun, um zu verhindern, dass meine Wunden chronisch werden?

Wenn keine sonstigen Erkrankungen vorliegen, welche die Wundheilung verschlechtern (wie beispielsweise Diabetes mellitus, Gicht oder Rheuma), dann genügen in aller Regel eine gute Hautpflege und Schutzverbände. Chronische Wunden entstehen normalerweise nur bei zusätzlichen Erkrankungen der Gefäße (Schlagadern oder Venen) bzw. bei begünstigenden Erkrankungen des Stoffwechsels oder Immunsystems. Teilweise können daher Störungen der Wundheilung auf bisher noch nicht diagnostizierte zugrunde liegende Erkrankungen hinweisen.

Amputationen

40. *Was bedeutet eigentlich „amputieren"?*

Amputieren bedeutet, dass ein Körperteil entfernt wird. Der Begriff kommt aus dem Lateinischen („amputare" für abnehmen, abschneiden, verkürzen) und wird in der Medizin immer dann verwendet, wenn wichtige Gewebeanteile und Organe vollständig entfernt werden. Beispielsweise wird die Entfernung des Enddarms mit Schließmuskel als Rektumamputation bezeichnet. Am häufigsten wird der Begriff Amputation allerdings in Verbindung mit einer Entfernung von Extremitäten, also Arm oder Bein, verwendet. Hier wird der Teil der Extremität genannt, der entfernt wird, beispielsweise die Zehen-, Unterschenkel- oder Oberschenkelamputation.

41. *Was versteht man unter „Salamitaktik"?*

Unter „Salamitaktik" versteht man, dass eine Amputation in mehreren Etappen durchgeführt wird. Hintergrund ist, dass Ärzte (meist auf ausdrücklichen Wunsch des Patienten) versuchen, möglichst wenig erkranktes Gewebe zu entfernen und viel zu erhalten. Häufig ist dies bei „schwarzen Zehen" der Fall. Hier wird in der Hoffnung, dass die Wunde abheilt, zunächst versucht, nur den kranken und abgestorbenen Zeh zu entfernen. Wenn allerdings die Durchblutung nicht ausreicht oder die Entzündung zu weit fortgeschritten ist, passiert es häufig, dass die Wunde nicht abheilt und die Amputation oberhalb fortgesetzt werden muss. Auch hier kann es dann passieren, dass die Wunde nicht heilt und erneut oberhalb nachamputiert werden muss. Die Bezeichnung „Salamitaktik" hat zwar einen negativen Ruf, dahinter steckt allerdings die gute Absicht der Mediziner, möglichst viel gesundes Gewebe zu erhalten. Alternativ sollte allerdings die Amputation bei vorhersehbarer ausbleibender Wundheilung bereits auf derjenigen Höhe erfolgen, auf der eine Wundheilung zu erwarten ist. Somit wird zwar die „Salamitaktik" verhindert, allerdings sind viele Patienten und deren Angehörige zunächst geschockt über die Information, dass der gesamte Unterschenkel oder teilweise auch das Knie mit entfernt werden müssen.

42. Wann muss der Fuß amputiert werden?

Entscheidend für die Amputationshöhe oberhalb des Sprunggelenks unter Mitnahme des gesamten Fußes ist das Ausmaß der Gewebeschädigung. Hierbei ist auch entscheidend, ob der Fuß erhaltungsfähig und noch nutzbar ist. Beispielsweise kann eine große Wunde (medizinisch: Ulzeration) im Bereich der Ferse und Fußsohle dazu führen, dass der Fuß dauerhaft nicht mehr belastet werden kann. Dann kann eine Amputation des gesamten Fußes besser sein, um im Anschluss dem Patienten die Mobilisierung mit einer Prothese zu ermöglichen. Aber auch ein Unfall kann dazu führen, dass der Fuß oder das Sprunggelenk so sehr geschädigt werden, dass eine Amputation unausweichlich ist. Letztlich ist auch eine fortgeschrittene Entzündung des Sprunggelenks, welche zu einer Ansammlung von Eiter in der Gelenkhöhle führt, ein Grund für die Amputation des gesamten Fußes inklusive Sprunggelenk. Bei Durchblutungsstörungen muss allerdings im Bedarfsfall vorher noch eine Verbesserung mittels Ballonaufdehnung, Einsatz eines Stents oder einer Bypassanlage erfolgen.

43. Warum muss bei mir das Bein oberhalb des Kniegelenks abgenommen werden?

Grundsätzlich wird versucht, so wenig erkranktes Gewebe wie möglich, aber so viel wie nötig zu entfernen. Daher ist eine Amputation oberhalb des Kniegelenks nur dann notwendig, wenn ein ausgeprägter Weichteilschaden, eine fortgeschrittene Infektion oder eine erhebliche Durchblutungsstörung vorliegen. Beispielsweise kann ein schwerer Unfall zu einem derart massiven Weichteilschaden führen, dass nur noch eine Amputation oberhalb des Kniegelenks eine Aussicht auf Heilung hat. Aber auch eine Entzündung des gesamten Fußes inklusive Eiteransammlung in Sprung- und Kniegelenk können einen sogenannten amputationspflichtigen Befund darstellen. Letztlich sind auch fortgeschrittene Gefäßverschlüsse oder mehrere vorausgehende Bypassanlagen am Bein mit rezidivierenden Verschlüssen eine Situation, die zur Amputation oberhalb des Kniegelenkes zwingt, um das Leben des Patienten zu erhalten. In derartigen Fällen gilt: „Life before limb" (übersetzt: „Das Leben geht vor und ist wichtiger als das Bein").

44. Warum haben Diabetiker ein höheres Amputationsrisiko?

Diabetiker haben statistisch gesehen ein höheres Amputationsrisiko als Nicht-Diabetiker. Das bedeutet, dass Diabetiker häufiger eine Gliedmaßenamputation erhalten und der Anteil an Diabetikern unter Patienten, die eine Amputation erhalten, größer ist als der an Nicht-Diabetikern. Dies bedeutet aber nicht, dass Diabetiker grundsätzlich ein hohes Amputationsrisiko haben oder mit großer Wahrscheinlichkeit im Laufe des Lebens ihr Bein verlieren. Das Besondere an der Diabeteserkrankung im Hinblick auf das Amputationsrisiko ist, dass erstens eine deutlich verzögerte Wundheilung besteht und zweitens offene Wunden und Druckstellen am Fuß vom Patienten häufig zu spät oder nicht bemerkt werden. Dies liegt an der sogenannten diabetischen Polyneuropathie, also einer Erkrankung der Nerven. Diese Nervenerkrankung führt dazu, dass die Schmerzempfindlichkeit herabgesetzt ist. Die Kombination aus diabetischer Angiopathie (Gefäßerkrankung) und Polyneuropathie (Nervenerkrankung) ist in Kombination die Ursache für ein erhöhtes Amputationsrisiko bei Diabetikern.

45. *Warum habe ich zuerst einen Bypass bekommen und nun wird doch das Bein amputiert?*

Wenn eine fortgeschrittene Durchblutungsstörung vorliegt, kann es notwendig werden, einen Bypass am Bein anzulegen. Im Idealfall führt dieser dazu, dass sich das zugrunde gegangene Gewebe wieder erholt und keine Amputation notwendig ist. Es kann aber auch passieren, dass sich die Extremität (das Bein) trotz Bypassanlage nicht erholt und trotzdem noch eine Operation durchgeführt werden muss. Dies kann beispielsweise auch dann erforderlich werden, wenn eine Infektion besteht oder sich Eiteransammlungen bilden. In besonders schweren Fällen gilt immer der Grundsatz: Life before limb!

Spätestens wenn durch große Gewebedefekte oder eine Blutvergiftung das Leben bedroht wird, ist eine Amputation indiziert.

46. *Kann ich mit einer Beinprothese laufen?*

Nach einer Zehenamputation ist normalerweise keine Beinprothese notwendig, um das Gehen zu ermöglichen. Eventuell muss allerdings eine besondere Schuhversorgung erfolgen, um die frische OP-Wunde zu entlasten und das Tragen eines Verbandes im Schuh zu ermöglichen.

Anders sieht es nach einer Amputation oberhalb des Sprunggelenks oder gar unter Mitnahme des Kniegelenks aus. Hier ist in aller Regel eine Prothesenversorgung notwendig, um die Fortbewegung zu ermöglichen. Je nach Aktivitätszustand vor der Amputation kann mit speziellen Prothesen auch Sport, sogar Leistungssport (Stichwort Paralympics), betrieben werden. Daher ist eine krankengymnastische Behandlung unbedingt zu empfehlen, wenn eine Prothesenversorgung angestrebt wird. Teilweise wird von vornherein allerdings auch keine Prothesenversorgung angestrebt, wenn der Patient schon vor der Amputation nicht mehr gehfähig war und sehr gebrechlich ist. Falls es im Laufe der ersten Wochen/Monate nach der Amputation allerdings zu einer deutlichen Besserung des Zustandes kommt, kann immer noch eine Prothesenversorgung angestrebt werden.

47. *Muss ich nach der Amputation in Reha?*

Wenn Patienten fit sind und vor der Amputation gut gehfähig waren, dann sollte unbedingt versucht werden, eine Prothesenanpassung anzustreben. Mit dieser Beinprothese können vielen Patienten ein normales Leben und ein aktiver Alltag ermöglicht werden. Hierzu sind allerdings eine gut sitzende Prothese und aktives Üben und Trainieren notwendig. All dies erfolgt im Rahmen einer Rehabilitationsmaßnahme oft direkt im Anschluss an den Krankenhausaufenthalt. In einer sogenannten Rehaklinik wird unter krankengymnastischer Anleitung des Gehen mit der Prothese trainiert und eine Muskelkräftigung durchgeführt. Die dortige Behandlung dauert in aller Regel 3–4 Wochen und kann auch ambulant erfolgen. Meist ist zum Training mit Prothese aber eine Unterbringung in einer stationären Einrichtung besser geeignet, um den Patienten schneller gehfähig zu machen und eine spezifische Muskelkräftigung zu erreichen.

48. *Warum spüren manche Menschen nach einer Amputation des Beines den Fuß noch?*

Nach einer Amputation können sogenannte Phantomschmerzen auftreten, bei denen der Patient die entfernte Extremität noch spürt. Beispielsweise berichtet er über Schmerzen im Fuß, obwohl dieser nicht mehr vorhanden ist. Phantomschmerzen entstehen dadurch, dass Nervenendigungen auf Höhe der Amputationshöhe zwar durchtrennt sind, aber noch aktiviert werden. Dadurch wird dem Gehirn vorgetäuscht, dass der Fuß noch vorhanden ist und Schmerzen vorliegen.

49. *Wie viele Menschen in Deutschland tragen eine Beinprothese nach Amputation?*

Die Zahl der Menschen, die in Deutschland auf eine Beinprothese angewiesen sind, ist mit ca. 150.000 sehr gering. Das sind nur ca. 2 ‰ der Bevölkerung, also umgerechnet 2 von 1000 Einwohnern. Die meisten Beinprothesenträger sind älter als 65 Jahre und haben das Bein aufgrund einer Durchblutungsstörung verloren. Junge Menschen sind nur ausnahmsweise auf eine Beinprothese angewiesen und haben eine Beinamputation in der Mehrzahl der Fälle aufgrund eines Unfalls oder eines Tumors erlitten. Jüngere Menschen sind allerdings deutlich häufiger und schneller fähig, mit einer Beinprothese wieder zu laufen und ihren Alltag zu meistern, sogar Sport zu treiben. Bei älteren Menschen ist dies aufgrund der häufig begleitenden Gebrechlichkeit, der Verminderung der Muskelmasse und der bereits im Vorfeld bestehenden eingeschränkten Mobilität vielfach schwieriger. Viele Senioren halten sich nur noch in ihrer Wohnung auf, wohingegen jüngere Patienten vor dem Unfallereignis meist äußerst beweglich und sportlich aktiv waren.

50. *Wie groß ist das Risiko, dass eine Amputation notwendig wird?*

Das Risiko, dass die Amputation einer Extremität (insbesondere des Beines) notwendig wird, ist glücklicherweise sehr gering. Pro Jahr werden in Deutschland etwa 60.000 Amputationen durchgeführt. Bei 80 Mio. Einwohnern betrifft es somit 1 ‰ der Bevölkerung oder jeden Tausendsten. In der Mehrzahl der Fälle handelt es sich um so genannte Minor-Amputationen, worunter man sämtliche „kleinen Amputationen", also insbesondere Zehenamputationen, versteht. Eine Major-Amputation hingegen bedeutet, dass mindestens der Fuß oder sogar das Kniegelenk entfernt werden muss. In Zahlen ausgedrückt: Pro 100.000 Einwohner werden jährlich etwa 60 Amputationen notwendig, wobei 45 davon Minor-Amputationen sind. Major-Amputationen belaufen sich auf etwa 15 pro 100.000 Einwohner. Bei mehr als 50 % der Unter- und Oberschenkelamputationen („Major") sind allerdings Diabetiker betroffen, womit erneut die Bedeutung der „Zuckerkrankheit" als Risikofaktor für eine Amputation deutlich wird. Nicht oft genug betont werden kann, dass die gute Einstellung des Blutzuckerspiegels bei Diabetikern und die konsequente Vermeidung von Druckstellen durch unpassendes Schuhwerk eine essenzielle Bedeutung für die Vermeidung einer Amputation haben.

51. *Warum haben Diabetiker ein vergleichsweise hohes Risiko, ihr Bein zu verlieren?*

Die Besonderheit bei Diabetikern ist, dass sie neben einer Durchblutungsstörung auch eine Nervenschädigung sowie eine erhöhte Infektanfälligkeit aufweisen. Aufgrund ihrer Durchblutungsstörung und Gefäßverkalkungen weisen sie eine schlechtere Heilung von Wunden auf, was aber auch bei Patienten mit einer peripheren arteriellen Verschlusskrankheit (pAVK) der Fall ist.

Bei Diabetikern kommen allerdings zusätzlich noch Gefäßveränderungen an Nerven, insbesondere sensiblen Nerven hinzu, die verantwortlich für Druck- und Schmerzempfindlichkeit sind. Dies führt dazu, dass Diabetiker Druckstellen und Wunden im Fuß schlechter spüren und dadurch der natürliche Schutzmechanismus entfällt. Dies bedeutet, dass beim Diabetiker aufgrund von nicht erkannten Druckstellen Wunden schneller entstehen und diese schließlich durch die fortgesetzte Druckbelastung nicht richtig abheilen können. Außerdem haben Diabetiker ein erhöhtes Infektrisiko, was bedeutet, dass bei ihnen schneller Infektionen am Fuß entstehen und sich diese auch sehr schnell ausbreiten und verschlechtern können. Grund hierfür ist unter anderem die schlechtere Infektabwehr.

52. *Durch welche Erkrankungen ist man gefährdet, sein Bein zu verlieren?*

Es gibt unterschiedliche Ursachen, die dazu führen können, dass man sein Bein verliert. Die häufigste Ursache bei älteren Menschen in unserer Gesellschaft ist die Durchblutungsstörung (pAVK). Diese häufige Erkrankung ist auch unter dem Namen „Schaufensterkrankheit" bekannt. Eine weitere Erkrankungen, die zu einer Beinamputation führen kann, ist der Diabetes mellitus, im Volksmund auch als Zuckerkrankheit bezeichnet. Beim Diabetes mellitus steht ebenfalls die Durchblutungsstörung im Vordergrund, allerdings auch die Gefahr der Ausbildung von schweren Entzündungen. Unfälle sind die häufigste Ursache von Amputationen bei jüngeren Menschen, allerdings glücklicherweise sehr selten. Selbiges gilt für bösartige Tumorerkrankungen, welche im Kindesalter zur Entfernung eines Beines zwingen können. Auch dies ist sehr selten, im Einzelfall aber mit sehr gravierenden Folgen für das Kind.

53. Welche Arten von Amputationen gibt es?

Grundsätzlich wird bei der Amputation unterschieden, um welche Extremität es sich handelt. Hier wird insbesondere danach klassifiziert, ob es sich um die obere (Arm und Hand) oder die untere Extremität (Bein und Fuß) handelt. Danach ist entscheidend, auf welcher Höhe die Extremität amputiert wird. Da die Amputation der unteren Extremität mit weitem Abstand am häufigsten ist, wird hier (von unten nach oben) unterschieden in Zehen-, Fuß-, Unter- und Oberschenkelamputation. Die Amputation auf Höhe bzw. unter Mitnahme des Hüftgelenkes ist glücklicherweise eine Rarität. Wichtig ist noch, ob es sich um eine offene oder geschlossene Amputation handelt. Bei der geschlossenen Amputation wird die Haut vernäht, bei der offenen Amputation erfolgt keine Hautnaht. Letzteres kann notwendig sein, wenn eine Infektion vorliegt und durch eine Hautnaht die Infektion aufrechterhalten würde.

54. Warum muss in manchen Fällen das Bein oberhalb des Kniegelenks abgenommen werden?

In schweren Fällen der Durchblutungsstörung oder sehr fortgeschrittener Gewebeschäden kann es notwendig werden, das gesamte Bein inklusive des Kniegelenks zu entfernen. Wann immer möglich sollte allerdings versucht werden, das Kniegelenk zu erhalten, da der Patient dann auch ohne Prothese besser sitzen oder umgesetzt (beispielsweise aus dem Bett in den Rollstuhl) werden kann. Auch die Anpassung einer Beinprothese ist bei erhaltenem Kniegelenk deutlich einfacher. Bei schweren Verletzungen nach Unfällen oder schweren Weichteilentzündungen, die über das Knie hinaus bis zum Oberschenkel reichen, wird in vielen Fällen eine Amputation unter Mitnahme des Kniegelenks unausweichlich. Dies sollte dem Patienten und seinen Angehörigen aber genau erklärt werden, damit diese schwere Entscheidung getroffen werden kann. Ausnahmen sind Notfallsituationen nach schweren Verkehrsunfällen, in denen ohne Amputation das Leben des Patienten gefährdet wäre. In diesen Fällen entscheidet der Grundsatz: Life before limb („Das Leben ist wichtig als das Bein").

55. Wann genügt es, nur eine Zehe oder Teile des Fußes zu amputieren?

Teilweise kann es ausreichen, nur eine erkrankte Zehe zu entfernen. Dies ist beispielsweise bei einer isoliert befallenen „schwarzen Zehe" möglich. Wichtig ist allerdings, dass vor der Amputation eine Durchblutungsstörung des Beines ausgeschlossen bzw. behandelt wird. Daher ist vor jeder Amputation, auch vor einer „kleinen Zehenamputation", unbedingt eine Untersuchung der Schlagadern notwendig, um im Bedarfsfall das Aufdehnen von Gefäßengstellen oder die Anlage eines Bypasses durchzuführen. Andernfalls besteht das Risiko, dass die Operationswunde nicht abheilt und Folgeeingriffe notwendig werden. In einer Ausnahmesituation wird die Zehe sofort amputiert und erst im Anschluss die Gefäßuntersuchung durchgeführt. Dies ist immer dann der Fall, wenn die Zehe unter Eiter steht und eine

Blutvergiftung vorliegt oder droht. In solchen Fällen muss zur Verhinderung einer Infektion oder Blutvergiftung die Zehe notfallmäßig entfernt werden.

56. Wie groß ist das Risiko, dass ich auch das andere Bein verliere?

Diese Frage lässt sich pauschal nicht beantworten, da die Antwort insbesondere von der Ursache und den Gründen, die zur Amputation gezwungen haben, abhängt. Nach einer sogenannten traumatischen Beinamputation, die auf einen Unfall und eine starke Verletzung zurückzuführen war, ist das Risiko für eine Amputation des Gegenbeins sehr gering. Voraussetzung ist natürlich, dass das Gegenbein während des Unfalls nicht auch verletzt wurde. Anders sieht es bei Amputationen aus, die aufgrund einer arteriellen Verschlusskrankheit oder eines Diabetes mellitus durchgeführt werden mussten. Bei beiden Erkrankungen handelt es sich um sogenannte Systemerkrankungen, welche nicht auf ein Bein begrenzt sind, sondern den gesamten Körper befallen. Daher ist in diesen Fällen auch das Risiko für das Gegenbein erhöht und beträgt beim schlecht eingestellten Diabetes mellitus bis zu 30 %. Umso wichtiger sind eine konsequente Wundtherapie und die Behandlung des Diabetes mellitus, um Komplikationen wie eine Amputation zu vermeiden.

57. Muss ich damit rechnen, dass bei mir die „Salamitaktik" durchgeführt wird?

Die im Volksmund als Salamitaktik bezeichnete Vorgehensweise bei Amputationen bedeutet, dass ein Bein scheibchenweise entfernt wird. Es wird beispielsweise erst eine Zehe, dann werden mehrere Zehen, schließlich Fuß und Unterschenkel bis hin zum Oberschenkel entfernt. Notwendig kann dies werden, wenn einerseits versucht wird, so wenig Gewebe wie möglich zu entfernen, andererseits aber die Durchblutung nicht ausreicht, um eine Wundheilung zu erreichen. Dann muss immer wieder operiert werden, um schließlich die Amputationswunde zur Abheilung zu bringen. Oft läßt sich im Voraus schon vermuten, dass eine Amputation nicht heilt. Dann können durch eine gute Planung der Amputationshöhe (also ob Zehe, Fuß, Unter- oder Oberschenkel ausreichend sind) die Salamitaktik und dadurch bedingt mehrere operative Eingriffe vermeiden. Viele Patienten erschrecken allerdings, wenn ihnen von vornherein eine Amputation des Beines oberhalb des Knies empfohlen wird. Eine ausführliche Aufklärung und eine Erläuterung der Umstände, weshalb eine Amputation von Zehen oder nur Fuß vermieden werden sollte, sind in diesen Fällen unerlässlich und wichtig für den Heilverlauf.

58. Wie können Amputationen verhindert werden?

Die wichtigsten Maßnahmen, um bei Diabetikern Amputationen zu verhindern, sind die konsequente und gute Einstellung des Blutzuckerspiegels sowie die Vermeidung von durch Druckstellen bedingten Wunden am Fuß. Bei Patienten mit pAVK und hierdurch verursachten Durchblutungsstörungen des Beins hingegen ist die Beseitigung von Gefäßengstellen oder gar -verschlüssen notwendig. Hierfür genügt teilweise eine Ballondilatation (Abb. 1), manchmal ist allerdings auch eine Bypassanlage notwendig (Abb. 2).

Nach Unfällen und ausgedehnten Verletzungen eines Beines, insbesondere bei Gefäßverletzungen, können die schnelle operative Versorgung und die Wiederherstellung der Durchblutung das Amputationsrisiko reduzieren.

Im Falle eines ausgedehnten und ernsten Befundes ist allerdings die Amputation frühzeitig zu indizieren, insbesondere um ernsthafte Folgeschäden zu vermeiden. Hier gilt das bereits erwähnte Motto „Life before limb".

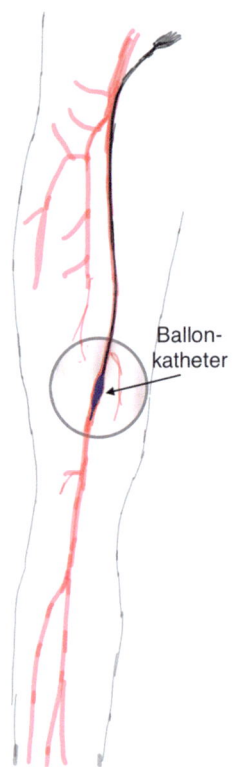

Abb. 1 Eine Engstelle der Kniekehlenschlagader wird mittels Ballon aufgedehnt

Abb. 2 Ein Verschluss der Oberschenkelschlagader wird mit einem Bypass überbrückt

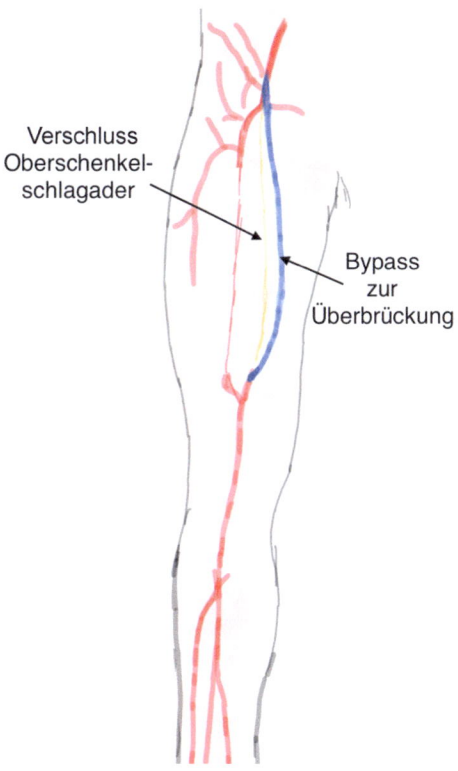

Diabetisches Fußsyndrom

59. *Was genau ist das Diabetische Fußsyndrom?*

Unter dem Begriff „Diabetisches Fußsyndrom" werden sämtliche Entzündungen und chronischen Wunden am Fuß zusammengefasst, die durch einen Diabetes mellitus („Zuckerkrankheit") verursacht werden. Prinzipiell stehen beim Diabetischen Fußsyndrom zwei Entstehungsmechanismen im Vordergrund. Zum einen kommt es, insbesondere bei langjährigen Diabetikern, zu einer Verkalkung der Gefäßwände, wodurch eine Durchblutungsstörung entsteht. Zum anderen werden bei einem Diabetes mellitus auch die Nerven geschädigt, weshalb die Empfindlichkeit am Fuß abnimmt. Somit können Druckstellen im Schuh, die normalerweise schmerzhaft sind und dazu führen, dass man den Schuh auszieht, beim Diabetiker mit einer Nervenschädigung (diabetische Polyneuropathie) zu chronischen Druckstellen führen und Wunden verursachen. Diese entzünden sich nicht selten, was dann typischerweise in ein „Diabetisches Fußsyndrom" mündet.

60. *Wie viele Diabetiker haben ein Diabetisches Fußsyndrom?*

Etwa 6 % aller Diabetiker haben zum aktuellen Zeitpunkt ein Diabetisches Fußsyndrom. Die Wahrscheinlichkeit, im Laufe des Lebens ein Diabetisches Fußsyndrom zu entwickeln, beträgt für Diabetiker ca. 35 %. Das bedeutet, dass jeder dritte Diabetiker im Laufe seines Lebens an einem Diabetischen Fußsyndrom erkranken wird. Die meisten Diabetischen Fußsyndrome sind nur vorübergehend und heilen ab, teilweise entwickeln sich aber auch chronische, lange Zeit offene Stellen und Wunden am Fuß. Dies sollte unbedingt vermieden werden, da zum einen die Lebensqualität deutlich abnimmt, zum anderen aber auch das Amputationsrisiko stark steigt.

61. Warum sollten Diabetiker Spezialschuhe tragen?

Aufgrund der beim Diabetiker häufig vorhandenen Nervenschädigung (diabetische Polyneuropathie) kommt es nicht selten zur Entstehung von Druckstellen am Fuß und zwischen den Zehen, die der Diabetiker aber nicht bzw. kaum bemerkt. Durch die Nervenschädigung ist die Empfindlichkeit am Fuß deutlich eingeschränkt. Daher können in normalen Schuhen Druckstellen entstehen, schnell an Größe zunehmen und zu einer entsprechenden Ulzeration führen. In Spezialschuhen kommt es deutlich seltener zu solcher Druckstellen. Daher wird Diabetikern neben einer gründlichen Fußpflege das Tragen von speziellen Entlastungsschuhen empfohlen. Hierbei handelt es sich in den meisten Fällen um Spezialanpassungen, welche im Sanitätshaus oder beim speziellen Online-Versand bestellt werden können. Es gibt mittlerweile eine Vielzahl an unterschiedlichen Modellen, welche normalen Schuhen oft zum Verwechseln ähnlich sehen.

62. Wie groß ist das Risiko eines Diabetikers, ein Diabetisches Fußsyndrom zu entwickeln?

Die Wahrscheinlichkeit eines Diabetikers, im Laufe seines Lebens eine schlecht heilende Wunde am Fuß zu entwickeln, ist groß. Schätzungsweise ist jeder zweite Diabetiker davon betroffen, wobei hierbei immer auch die eigene Kontrolle des Patienten entscheidend ist. So kann eine gewissenhaft durchgeführte Fußpflege das Risiko deutlich verringern. Im Vordergrund steht allerdings auch die gute Einstellung des Blutzuckerspiegels.

An einem Diabetischen Fußsyndrom erkrankt im Laufe seines Lebens in etwa jeder dritte Diabetiker, wobei auch hier die eigene Konsequenz und Fußpflege als wichtigste Maßnahmen gelten, um dies zu vermeiden.

63. Warum entsteht ein Diabetisches Fußsyndrom?

Die Ursachen für ein Diabetisches Fußsyndrom sind vielfältig. Im Vordergrund steht die sogenannte diabetische Angiopathie, also die Durchblutungsstörung, welche durch Verkalkungen der Gefäße entsteht. Beim Diabetiker sind insbesondere die kleinen Gefäße betroffen, welche den Fuß und insbesondere die Zehen versorgen. Eine weitere wichtige Ursache ist die diabetische Polyneuropathie, worunter man die Verminderung der Schmerzempfindlichkeit versteht. Diese entsteht ebenfalls infolge des Diabetes mellitus, allerdings in diesem Falle aufgrund einer Durchblutungsstörung von Nervengewebe und eines Untergangs von Nervenzellen und -fasern.

Neben der Durchblutungsstörung sind zusätzlich die beim Diabetes mellitus typischerweise auftretenden Blutzuckerschwankungen eine weitere Ursache des Diabetisches Fußsyndroms. Hierdurch entsteht eine Ernährungsstörung des Gewebes, woraus auch Wundheilungsstörungen resultieren.

64. Welche unterschiedlichen Ausprägungen des Diabetischen Fußsyndroms gibt es?

Die Einteilung des Diabetischen Fußsyndroms erfolgt in aller Regel anhand der Ausprägung der Ulzerationen sowie danach, ob zusätzlich ein Infekt und/oder eine Durchblutungsstörung vorliegen. Die Größe und Tiefe der Wunde anhand der sogenannten Wagner-Grade (0–5) beschrieben, von 0 (abgeheilt) über 1 (oberflächlich) bis 5 (tiefgreifend bis zum Knochen). Die Begleitfaktoren werden in die Armstrong-Stadien eingeteilt: A bedeutet, dass weder ein Infekt noch eine Durchblutungsstörung besteht, B heißt mit Infektion, C mit Durchblutungsstörung und D mit beidem (also mit Infektion und Durchblutungsstörung).

Für den Patienten hat diese sogenannte Wagner-Armstrong-Klassifikation kaum Konsequenzen, für ihn sind lediglich die Ausprägung der Wunde sowie die Abheilungschance entscheidend. Die Einteilung ist für Ärzte wichtig, um den Wundverlauf dokumentieren und vergleichen zu können.

65. Durch welche Untersuchungen kann ein Diabetisches Fußsyndrom nachgewiesen werden?

Beim Vorliegen eines Diabetischen Fußsyndroms mit typischen offenen Wunden und Fehlstellungen des Fußes genügt für eine Diagnose in aller Regel der geschulte klinische Blick. Im Idealfall wird ein Patient mit dem Risiko, ein Diabetisches Fußsyndrom zu entwickeln, allerdings bereits im Vorfeld entdeckt. Dann können ggf. Komplikationen wie Wunden, Wundheilungsstörungen oder gar ein amputationspflichtiger Befund verhindert werden.

Zu den Untersuchungen, die Hinweise auf ein Diabetisches Fußsyndrom geben können, gehört insbesondere der Ultraschall der Schlagadern. Hier zeigen sich bei Risikopatienten Verengungen der Gefäße, vor allem im Bereich des Unterschenkels oder des Fußes. Eine Röntgenuntersuchung des Fußes und Unterschenkels kann ebenfalls erste Hinweise auf ein Diabetisches Fußsyndrom liefern, allerdings liegt bei Veränderungen im Röntgenbild meist schon ein fortgeschrittenes Stadium vor. Eine Kernspinuntersuchung kann ebenfalls wichtige Hinweise liefern und wird vielfach ebenfalls im fortgeschrittenen Stadium veranlasst. Hier können Veränderungen des Knochens sowie von Gelenk- und Weichteilstrukturen dargestellt werden.

Mit der Stimmgabel-Untersuchung können Veränderungen der Nervenfunktion, sprich eine diabetische Neuropathie, festgestellt werden. Hierzu wird eine vibrierende Stimmgabel auf den Fuß und Knöchel aufgesetzt, und es wird untersucht, wie lange die immer schwächer werdenden Vibrationen gespürt werden. Wenn hier Einschränkungen im Vergleich zu einem gesunden Fuß vorliegen, spricht dies für eine diabetische Neuropathie.

66. Muss bei jedem Diabetischen Fußsyndrom amputiert werden?

Auch wenn das Diabetische Fußsyndrom eine ernstzunehmende Erkrankung ist, bedeutet dies noch lange nicht, dass grundsätzlich und immer amputiert werden muss. Im Gegenteil: Im Idealfall kann bereits vor dem Auftreten von Komplikationen durch eine Wundsäuberung sowie durch regelmäßige Verbandswechsel eine Abheilung der Wunden erreicht werden. Zudem kann durch das Tragen entsprechender Entlastungsschuhe sowie durch spezielle Verbandsmaterialien die Abheilung beschleunigt werden. Außerdem sollte zur Optimierung der Durchblutungssituation frühzeitig eine Aufdehnung von Gefäßengstellen oder die Anlage eines Bypasses erfolgen. Hierfür und um nichts zu übersehen ist die rechtzeitige Vorstellung in der Gefäßchirurgie unbedingt zu empfehlen.

67. Wie groß ist das Risiko, dass ich mein Bein verliere, wenn mir schon mehrere Zehen abgenommen wurden?

Das Risiko einer sogenannten Major-Amputation, also einer Amputation oberhalb des Fußes, ist bei Diabetikern im Vergleich zu Nicht-Diabetikern fast 50-fach erhöht. Das hört sich zunächst sehr erschreckend an, in Anbetracht der sehr niedrigen Amputationsrate in der Normalbevölkerung ist allerdings die Zahl der Amputationen bei Diabetikern dennoch eher als gering einzustufen. Etwa 10 Amputationen pro 100.000 Diabetikern sind pro Jahr notwendig, zumindest laut Statistischem Bundesamt. Männliche Diabetiker haben ein höheres Amputationsrisiko als weibliche, wobei die Ursachen hierfür nicht eindeutig geklärt sind. Diabetiker, bei denen eine Zehenamputation vorausgegangen ist, haben ebenfalls ein erhöhtes Amputationsrisiko, was allerdings nicht bedeutet, dass die Amputation wie ein Damoklesschwert über dem Kopf des Patienten schwebt. Jeder Diabetiker, egal ob mit oder ohne vorherige Zehenamputation, hat die Möglichkeit, das eigene Risiko für eine Major-Amputation zu minimieren.

68. Was kann ich selbst tun, um einer Amputation vorzubeugen?

Wichtig sind regelmäßige Besuche beim Arzt, die gute Einstellung der Blutzuckerwerte sowie das Vermeiden von Druckstellen und Wunden am Fuß. Vorhandene Wunden sollten regelmäßig versorgt und kontrolliert werden. Auch wenn das Tragen spezieller „Diabetikerschuhe" unangenehm sein kann, sollte dies konsequent erfolgen. Nur so kann eine Verschlechterung der Wunden verhindert werden. Dies ist insbesondere deshalb wichtig, da Diabetiker häufig Wunden weniger spüren, weniger Schmerzen haben und daher eine Druckentlastung weniger konsequent durchführen. Teilweise kann sogar das Tragen von speziellen Entlastungsorthesen notwendig werden. Hierbei handelt es sich um spezielle Schuhe, die bis zum Knie gehen, sich hier abstützen und somit den Fuß komplett entlasten. Der Fuß schwebt dann förmlich im Schuh und trägt keinerlei Last, wodurch Entzündungen und Wunden am Fuß besser abheilen können.

Gefäßverschluss

69. *Ich hatte schon mehrere Thrombosen am Bein, sind das Gefäßverschlüsse?*

Genau genommen handelt es sich bei einer Thrombose am Bein um Gerinnsel, welche sich in einer tiefen Beinvene gebildet haben. Die Ursachen hierfür sind beispielsweise eine längere Flugreise, eine Operation mit notwendiger Ruhigstellung des Beines oder auch Blutgerinnungsstörungen. Beinschwellungen sind die typische Beschwerdesymptomatik von Thrombosen.

Unter einem akuten Gefäßverschluss versteht man hingegen den plötzlichen Verschluss einer Schlagader. Auch hier sind häufig Gerinnsel die Ursache, allerdings sind die Beschwerden vollkommen anders: Es kommt nicht zu einer Schwellung des Beines, sondern vielmehr zu einem ausgeprägten Kältegefühl.

70. *Wodurch entsteht ein akuter Verschluss?*

Ein akuter Gefäßverschluss kann aufgrund einer arteriellen Thrombose oder einer Embolie entstehen. Bei einer arteriellen Thrombose handelt es sich um eine Engstelle im Gefäß, in welcher ein Gerinnsel (auch als Thrombus oder Thrombose bezeichnet) entsteht, das schließlich einen kompletten Verschluss verursacht. Bei einer arteriellen Embolie handelt es sich hingegen um ein Gerinnsel, welches nicht im betroffenen Gefäß, sondern an einer anderen Stelle entsteht, meist im Herzen bei Herzrhythmusstörungen oder in einer Aussackung einer Schlagader, was auch als Aneurysma bezeichnet wird. Dieses Gerinnsel kann dann mit dem Blutstrom verschleppt werden und bleibt in einem Gefäß hängen. In welcher Schlagader das Gerinnsel „steckenbleibt", hängt insbesondere davon ab, wie groß es ist. Ein großes Gerinnsel kann z. B. in einer Beckenschlagader zu einem Verschluss führen, ein kleines Gerinnsel kann bis unterhalb der Kniekehle verschleppt werden. Wichtig ist, dass bei einer Embolie das verschlossene Gefäß an und für sich gesund, bei einer Thrombose allerdings bereits im Vorfeld erkrankt und verengt ist. Folglich sind

Risikofaktoren und Entstehungsursachen für einen akuten Verschluss eine vorbestehende Engstelle bei Atherosklerose oder eine Aussackung von Arterien bzw. Herzrhythmusstörungen.

71. Ist ein plötzlicher Gefäßverschluss eine häufige Erkrankung?

Ein plötzlicher Gefäßverschluss, medizinisch als akuter Gefäßverschluss oder im Klinikalltag als „kaltes Bein" oder „kalter Arm" bezeichnet, ist eine relativ häufige Erkrankung, welche in der Gefäßchirurgie behandelt wird. Insgesamt handelt es sich um eine Erkrankung, die primär ältere Patienten betrifft, welche Herzrhythmusstörungen haben oder bereits im Vorfeld an einer Atherosklerose leiden. Die häufigste Lokalisation eines akuten Verschlusses ist das Bein, aber auch die große Hauptschlagader, der Arm und das Gehirn (in Form eines Schlaganfalls) sowie sämtliche Gefäße im Bauch können betroffen sein. Je nach Ausmaß des Verschlusses handelt es sich um eine einfach zu behandelnde Erkrankung, wenn nur Arm oder Bein betroffen sind, bzw. um eine äußerst komplexe Situation bei Befall mehrerer Gefäßregionen.

72. Entsteht ein plötzlicher Gefäßverschluss nur am Bein?

Der arterielle Verschluss, auch als plötzlicher Gefäßverschluss bezeichnet, kann prinzipiell in jeder Arterie (Schlagader) auftreten. Eine der häufigsten Lokalisationen ist das Bein, was dann auch zur Vorstellung und Behandlung in der Gefäßchirurgie führt. Prinzipiell kann aber jede Arterie von Kopf bis Fuß betroffen sein. Da das Blut aus dem Herzen über die große Brust- und Bauchschlagader auf direktem Weg in die Beine gepumpt wird, können Gerinnsel aus dem Herzen in die Beine verschleppt werden. Diese Gerinnsel sind Hauptursache für den plötzlichen Gefäßverschluss. Weitere Lokalisationen sind das Gehirn oder die Arme, wenn das Gerinnsel aus dem Herzen in die Brustschlagadern und von dort nach oben (medizinisch: kranial) abgelenkt und verschleppt wird.

73. Wie kann man einen Gefäßverschluss feststellen und nachweisen?

Einen Gefäßverschluss kann man anhand der Symptome, also der geschilderten Probleme und Beschwerden, bereits vermuten. Typische Beschwerden sind ein Kältegefühl, Schmerzen und herabgesetzte Gefühlsempfindlichkeit (Pelzigkeit). Des Weiteren lässt häufig auch der Untersuchungsbefund den Verdacht auf einen akuten Gefäßverschluss zu. Hier können typischerweise ein im Seitenvergleich kühlerer Fuß, eine herabgesetzte Berührungs- und Schmerzempfindlichkeit sowie eine weißliche oder bläuliche Verfärbung festgestellt werden. Dies sind allerdings keine sicheren Kriterien, sie lassen lediglich einen akuten Verschluss vermuten. Genauere Hinweise liefert die Ultraschalluntersuchung, den besten Diagnosenachweis kann man mit einer Computertomografie oder Kernspinuntersuchung erhalten.

74. Muss man einen Gefäßverschluss immer operieren?

Es gibt mehrere Möglichkeiten, einen Gefäßverschluss zu behandeln. Wenn der Verschluss einer Schlagader aufgrund einer vorbestehenden Engstelle entsteht, sind die Umgehungkreisläufe oft schon so ausgeprägt, dass durch den Verschluss kaum Beschwerden entstehen. Dann empfiehlt es sich, eine konservative Therapie durchzuführen. Dies bedeutet, dass weder eine Operation noch eine Katheterintervention erfolgt, sondern rein mit Medikamenten behandelt wird. Dadurch können Nebenwirkungen und Komplikationen einer invasiven Therapie, sprich einer Operation oder Ballondilatation, vermieden werden. Gerechtfertigt ist das konservative Vorgehen allerdings nur, wenn die Beschwerden mit Medikamenten behandelbar sind und keine Gefahr für das Bein oder gar das Leben des Patienten besteht.

Eine Katheterbehandlung ist immer dann möglich, wenn die Engstellen oder Verschlüsse eher kurzstreckig sind und mit Ballons oder Stents behandelbar sind.

Operative Maßnahmen sollten dann erfolgen, wenn es sich um langstreckige Verschlüsse handelt und die Durchblutungsprobleme sehr ausgeprägt sind. Die operative Therapie, sprich die Freilegung mit Hautschnitten und Entfernung der Gerinnsel sowie die Überbrückung mit Bypässen, ist das schnellste Vorgehen und daher meist bei starken Durchblutungsstörungen indiziert. Nur so kann bei ausgeprägten Durchblutungsstörungen das Bein gerettet werden. Allerdings haben auch die operativen Verfahren Risiken, sowohl für das Bein als auch für sämtliche anderen wichtigen Organe wie Herz, Lungen und Nieren. Daher sind eine Abwägung aller Möglichkeiten und die Entscheidung für das richtige Verfahren im Vorfeld immens wichtig.

75. Warum müssen manche Menschen nach der Operation einen „Blutverdünner" nehmen und andere nicht?

Die Mehrzahl der Patienten benötigt nach einem Gefäßverschluss eine Blutverdünnung. Die Art der Blutverdünnung ist allerdings davon abhängig, um welche Art von Gefäßverschluss es sich handelt. Wenn ein embolischer Verschluss vorliegt, bei dem die Ursache eine Herzrhythmusstörung ist, wird eine kräftigere Blutverdünnung notwendig, um die Gerinnselbildung im Herzen zu verhindern. Hierzu gehören z. B. Marcumar® (Phenprocoumon) oder eines der neuen Blutverdünnungsmittel, z. B. Eliquis® (Apixaban) oder Xarelto® (Rivaroxaban). Die Dosierung von Marcumar ist allerdings nur anhand regelmäßiger Blutkontrollen möglich, was bei den sogenannten neuen Blutverdünnern wie Xarelto® entfällt. Hier kann eine feste Dosierung ohne tägliche Blutkontrollen angeordnet werden, was ein großer Vorteil ist.

Ist die Ursache des arteriellen Verschlusses allerdings durch eine Gefäßverkalkung (Atherosklerose) verursacht, benötigen die Patienten eine „leichtere" Blutverdünnung. Bei Gefäßverkalkung ist es notwendig, die Gerinnselbildung durch Blutplättchen und deren Ablagerung an die Gefäßwand zu verhindern. Dies ist das Wirkprinzip sogenannter Thrombozytenfunktionshemmer wie ASS® (Acetylsalicylsäure) oder Plavix® (Clopidogrel).

Wenn der Gefäßverschluss durch einen Unfall verursacht wurde, ist in aller Regel nur eine vorübergehende Blutverdünnung notwendig, bei Herzrhythmusstörungen oder Gefäßverkalkungen wird die Blutverdünnung hingegen normalerweise lebenslang empfohlen und notwendig sein.

76. Wie hoch ist das Risiko, dass der Gefäßverschluss wiederkommt?

Diese Frage kann pauschal nicht beantwortet werden. Bei Herzrhythmusstörungen ist ganz entscheidend, dass die Blutverdünnung gut und regelmäßig eingestellt und entsprechend richtig dosiert wird. Letzteres gilt allerdings nur für Marcumar®, wohingegen die neuen Blutverdünner in fester Dosierung eingenommen werden können. Hiermit kann ein erneuter Verschluss mit großer Wahrscheinlichkeit verhindert werden, Sicherheit besteht allerdings nicht. Bei der Atherosklerose ist entscheidend, ob der Lebensstil geändert wird, insbesondere ob auf ausreichend Bewegung und eine gesunde Ernährung geachtet wird. Außerdem sollte das Rauchen beendet werden. Auch und insbesondere Medikamente werden bei der Atherosklerose empfohlen, vor allem Thrombozytenfunktionshemmer, Blutdruckmedikamente und Cholesterinsenker. Dennoch ist das Risiko für Gefäßprobleme bei zugrunde liegender Atherosklerose als höher einzuschätzen, weshalb in diesen Fällen neben der Anpassung des Lebensstils und der Medikamenteneinnahme auch regelmäßige Kontrolluntersuchungen, insbesondere mittels Ultraschall, notwendig sind.

77. Wann muss das Bein bei einem Gefäßverschluss abgenommen werden?

Das Abnehmen des Beines, medizinisch auch als Beinamputation bezeichnet, ist und bleibt eine absolute Ausnahmesituation. Sie sollte Fällen vorbehalten bleiben, bei denen die Schädigung des Beines so groß ist, dass eine Erhaltung nicht erfolgversprechend ist. Dies ist immer dann der Fall, wenn nicht mehr von einer Belastbarkeit des Beines ausgegangen werden kann, beispielsweise bei einer massiven Schädigung von Muskulatur und Nervengewebe. Aber auch, wenn der gesamte Fuß unter Eiter steht, kann eine Amputation unausweichlich sein. Eine Eiteransammlung nennt man medizinisch Abszess. Dies kann insbesondere Diabetiker treffen, die gefährdet sind, ausgedehnte und tiefgreifende Abszesse auszubilden. Bei einem Abszess besteht nicht nur die Gefahr, dass das Bein zunehmend geschädigt wird, sondern auch, dass Infektionserreger und Abfallprodukte mit dem Blut abtransportiert werden und sozusagen eine Blutvergiftung verursachen.

Wenn eine fortgeschrittene Gefäßverkalkung (Atherosklerose) besteht, kann bei zunehmenden Schmerzen oder nicht heilenden und immer größer werdenden Wunden ebenfalls eine Amputation notwendig werden. Dies betrifft insbesondere Patienten, bei denen eine Verbesserung der Durchblutungssituation nicht oder nicht mehr möglich und folglich die Amputation der letzte Ausweg ist. Andernfalls käme es in solchen Fällen zu einem langsamen Absterben des Beines, was in der Folge ebenfalls zu einer Blutvergiftung führen und ohne Amputation tödlich enden kann.

78. Sind regelmäßige Nachkontrollen wichtig, um einen erneuten Gefäßverschluss zu verhindern?

Prinzipiell sind nach jedem Gefäßverschluss regelmäßige ärztliche Kontrollen zu empfehlen. Insbesondere bei Gefäßengstellen sollte dies erfolgen, um einen erneuten Verschluss aufgrund einer zunehmenden Engstelle zu verhindern. Bei den Nachkontrollen wird in aller Regel eine Ultraschalluntersuchung durchgeführt, des Weiteren werden Blutwerte bestimmt und ggf. auch Durchblutungsmesswerte erhoben. Im Falle einer zunehmenden Engstelle oder sonstiger Probleme wird in aller Regel eine bildgebende Untersuchung erfolgen, beispielsweise eine Computertomografie oder Kernspinangiografie. Vorstellungen beim Spezialisten für Herzerkrankungen sind nach einem arteriellen Verschluss ebenfalls regelmäßig zu empfehlen, insbesondere wenn Herzrhythmusstörungen ursächlich für den Verschluss waren. Aber auch bei Verkalkungen der Gefäße sind Herzuntersuchungen notwendig, vor allem, um Engstellen der Herzkranzgefäße rechtzeitig feststellen und behandeln zu können.

Schlaganfall

79. *Meine Mutter ist an einem Schlaganfall gestorben, wie hoch ist mein Risiko, auch einen zu bekommen?*

Pauschal kann man diese Frage nicht beantworten. Ein Schlaganfall kann aufgrund von Herzrhythmusstörungen entstehen, des Weiteren aufgrund von Gefäßverkalkungen im Rahmen der Atherosklerose und letztlich auch aufgrund einer Hirnblutung. Herzrhythmusstörungen, insbesondere das Vorhofflimmern, sind Herzerkrankungen, die in fortgeschrittenem Alter immer häufiger werden. Es gibt auch eine familiäre Belastung, allerdings ist meistens das Alter der Hauptrisikofaktor. Bei der Atherosklerose ist das Risiko, einen Schlaganfall zu bekommen, erhöht, Neben typischen Risikofaktoren für eine Atherosklerose (Bluthochdruck, erhöhte Blutfettwerte, Zuckerkrankheit) gibt es auch eine familiäre Häufung der Gefäßverkalkung. Wenn der Schlaganfall durch eine Hirnblutung verursacht wird, ist häufig ein Unfall vorausgegangen, teilweise aber auch ein hoher Blutdruck oder eine sogenannte hypertensive Krise.

Zusammenfassend lässt sich sagen, dass beim Schlaganfall durchaus eine familiäre Belastung vorliegen kann, dies nicht muss. Somit bedeutet ein Schlaganfall in der Familie nicht zwingend, dass man auch selbst einen bekommt bzw. ein hohes Risiko dafür hat. Dennoch empfehlen sich eine Vorstellung beim Kardiologen zur Untersuchung des Herzens sowie eine Untersuchung der Halsschlagadern beim Gefäßchirurgen.

80. *Warum heißt der Schlaganfall im Volksmund „Schlägle"?*

Insbesondere im süddeutschen Raum wird für einen „kleinen" Schlaganfall auch der Ausdruck „Schlägle" verwendet. Mediziner sprechen dann von einem „kleinen" Schlaganfall, wenn es sich um eine sogenannte TIA handelt. Die Abkürzung steht für „transitorische ischämische Attacke" und meint eine vorübergehende Durchblutungsstörung des Gehirns. Eine TIA ist allerdings eine sehr ernstzunehmende Erkrankung und sollte immer Anlass zu höchster Vorsicht geben. Aus einer TIA kann sich nämlich immer auch ein richtiger Schlaganfall mit bleibenden Schäden entwickeln. Daher ist auch höchste Vorsicht beim verniedlichend wirkenden Ausdruck „Schlägle" geboten. Ein „Schlägle" sollte zwingend als Vorbote und Vorwarnung für die Gefahr, einen richtigen Schlaganfall zu erleiden, gesehen werden.

81. Ist ein Schlaganfall häufiger als ein Herzinfarkt?

Schlaganfälle und Herzinfarkte sind die häufigsten Gefäßerkrankungen in Deutschland mit teilweise sehr ernsten und schwerwiegenden Folgen sowie Komplikationen. Sie finden mit jeweils ca. 280.000 Ereignissen im Jahr in etwa gleich häufig statt.

Bei den Schlaganfällen unterscheidet man zwischen solchen, die aufgrund einer Durchblutungsstörung entstehen (ischämisch), und solchen, die durch eine Blutung (hämorrhagisch) verursacht werden. Mit ca. 85 % sind Durchblutungsstörungen die häufigste Ursache, hier spricht man auch von einem ischämischen Schlaganfall. Die Durchblutungsstörungen entstehen in aller Regel infolge einer Gefäßverkalkung oder eines verschleppten Gerinnsels bei Herzrhythmusstörungen. Gehirnblutungen liegt hingegen meist ein hoher Blutdruck, ein geplatztes Aneurysma im Kopf oder ein schwerer Unfall zugrunde. Hier spricht man dann von einem hämorrhagischen Schlaganfall.

Zusammenfassend lässt sich sagen, dass sowohl der Schlaganfall als auch der Herzinfarkt schwerwiegende Komplikationen von Durchblutungsstörungen sein können und sich in etwa gleich häufig ereignen. Für den Herzinfarkt sind Kardiologen und Herzchirurgen zuständig, Spezialisten für die Behandlung von Schlaganfällen sind Neurologen sowie Gefäßchirurgen.

82. Ist auch beim Schlaganfall die Gefäßverkalkung die Hauptursache?

Beim Schlaganfall handelt es sich um eine plötzliche Störung der Gehirnfunktion. Diese kann beim Vorliegen einer Gefäßerkrankung entweder aufgrund einer Einblutung (zu viel Blut) oder einer Durchblutungsstörung (zu wenig Blut) entstehen. Bei der Blutung kommt es zu einer Verdrängung von gesundem Gehirngewebe, man nennt diese Art von Schlaganfall auch hämorrhagisch. Bei der Durchblutungsstörung, auch als ischämischer Schlaganfall bezeichnet, kommt es zu einer verminderten Zufuhr von sauerstoff- und nährstoffreichem Blut. Am häufigsten (in ca. 80 %) entsteht dies aufgrund eines verschleppten Embolus, meist in Form eines Gerinnsels aus dem Herzen, welches in einer Hirnarterie stecken bleibt und diese verschließt. Seltener (in ca. 20 %) entsteht der ischämische Schlaganfall aufgrund einer Engstelle einer Halsschlagader, welche meist durch die Gefäßverkalkung (Atherosklerose) verursacht wird. Auch in diesem Falle entstehen Gerinnsel, allerdings nicht im Herzen, sondern im Bereich der verengten Schlagader, die ins Gehirn verschleppt werden und den Schlaganfall auslösen (siehe Abb. 1a–e).

Folglich spielt die Gefäßverkalkung auch beim Schlaganfall eine große Rolle, ist allerdings nicht die Hauptursache dieser Erkrankung.

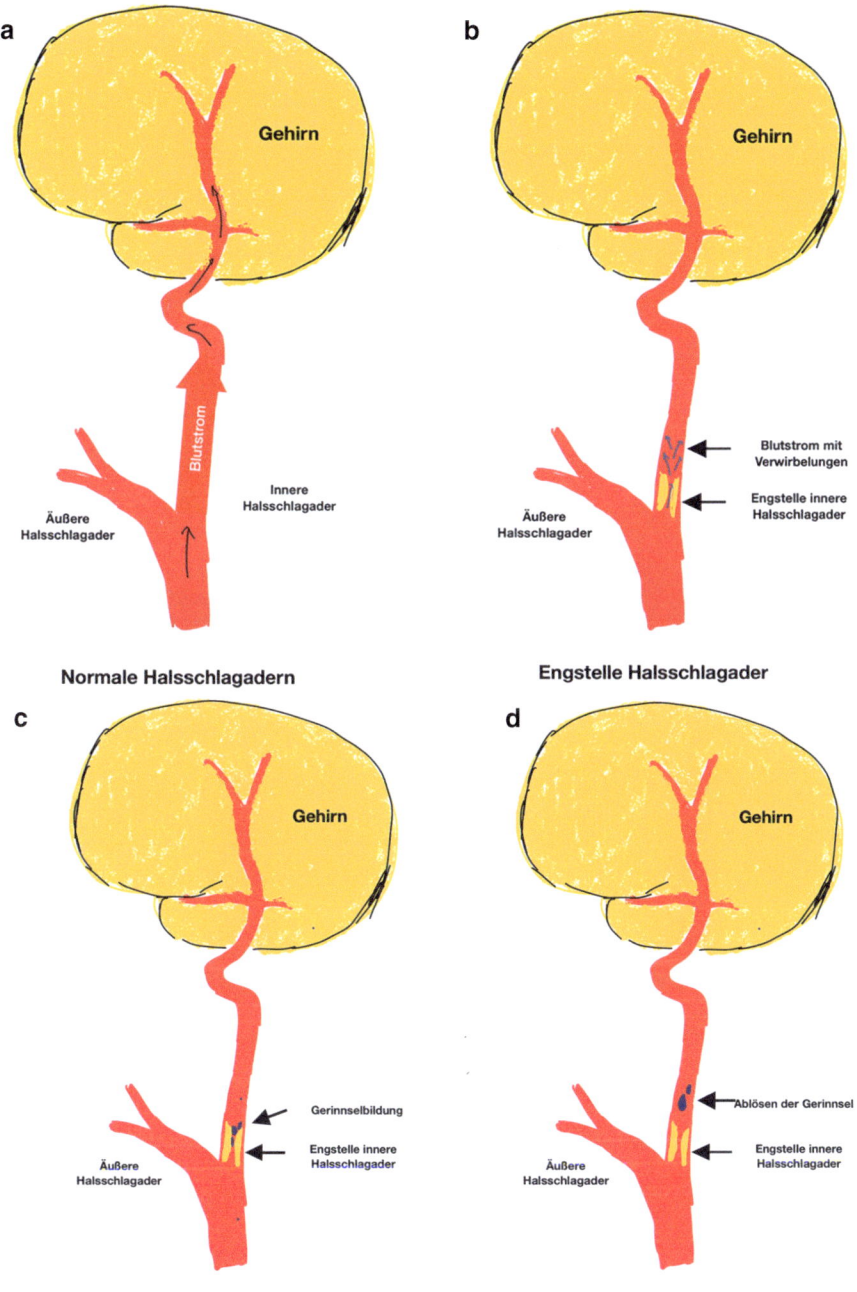

Abb. 1 (**a**) Normale Flussverhältnisse einer Halsschlagader, (**b**) Engstelle am Abgang der inneren Halsschlagader mit Verwirbelungen des Blutstroms, (**c**) Gerinnselbildungen in der Engstelle, (**d**) Ablösen der Gerinnsel und Verschleppung ins Gehirn, (**e**) Schlaganfall durch verschlepptes Gerinnsel im Gehirn

Abb. 1 (Fortsetzung)

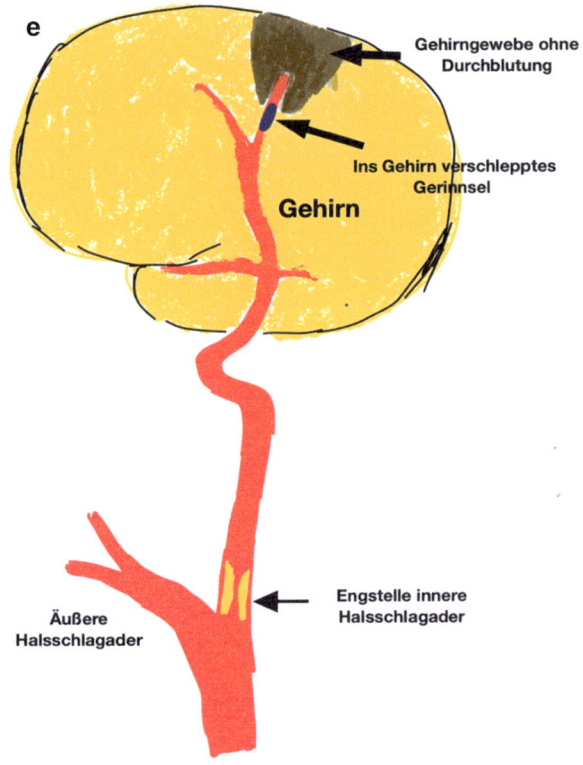

Schlaganfall durch Verschleppung des Gerinnsels ins Gehirn

83. Warum soll ich meine Halsschlagader operieren lassen, obwohl ich gar keine Probleme habe?

Auch wenn Sie keine Probleme haben, kann in ausgewählten Fällen die vorsorgliche (prophylaktische) Operation einer verengten Halsschlagader sinnvoll sein und empfohlen werden. Dies ist insbesondere dann der Fall, wenn die Engstelle (Stenose) zunimmt und bei über 80 % liegt bzw. wenn die Engstelle ein hohes Risiko birgt, dass Gerinnsel entstehen und mit dem Blutstrom ins Gehirn verschleppt werden. Je größer die Engstelle (der Stenosegrad) und je höher das Risiko, dass sich Teile der Gefäßwand aus der Engstelle lösen können, desto höher ist auch das Schlaganfallrisiko. Folglich ist die Operation an der Halsschlagader häufig die vorsorgliche Operation eines (noch) beschwerdefreien Patienten, um einen Schlaganfall zu verhindern. Selbstverständlich kann auch bei der Operation eine Komplikation auftreten und hierdurch ein Schlaganfall entstehen. Allerdings ist ab einem bestimmten Stenosegrad das Schlaganfallrisiko bei Belassen der Engstelle höher als ohne Operation. Daher kann es sein, dass Ihnen, obwohl Sie keinerlei Beschwerden haben, die Operation an der Halsschlagader empfohlen wird.

84. Warum wird meine Halsschlagader nicht operiert, obwohl sie zu 50 % verengt ist?

Wenn die Engstelle um 50 % oder weniger verengt ist, ist das Schlaganfallrisiko sehr gering. In diesen Fällen wird Ihnen in aller Regel keine Operation empfohlen, da das Schlaganfallrisiko bei der Operation höher ist, als wenn die Engstelle belassen wird. Wenn allerdings bereits ein kleiner Schlaganfall vorgelegen hat, dessen Symptome vollständig verschwunden sind, kann teilweise auch schon bei einer 50%igen Engstelle die Operation empfohlen werden. Der kleine Schlaganfall, auch als transitorische ischämische Attacke (TIA) bezeichnet, gilt als sogenannter Vorbote eines großen Schlaganfalls und sollte immer sehr ernst genommen werden. Auch und insbesondere, wenn die Symptome nur kurz angedauert haben und wieder komplett verschwunden sind, können die Probleme wieder auftreten, und dann kann ein schwerer Schlaganfall entstehen. Aus diesem Grund kann auch bei einer nur mittelgradigen (50%igen) Engstelle die Operation als Vorsorgemaßnahme vor einem richtigen Schlaganfall empfohlen werden.

85. Wie wird eine verengte Halsschlagader operiert?

Es gibt mehrere Möglichkeiten, eine verengte Halsschlagader zu behandeln. Die eine ist das **konservative** Vorgehen mittels Blutdruckeinstellung und Gabe blutverdünnender Medikamente. Des Weiteren gibt es die Operation, bei der die verengte Halsschlagader eröffnet und der Kalk ausgeschält wird. Letztlich besteht auch die Möglichkeit, mit einem Stent die verengte Halsschlagader aufzudehnen.

Bei der Operation wird über einen Hautschnitt am Hals die Halsschlagader freigelegt, eröffnet und die Engstelle ausgeschält. Hierfür muss die Halsschlagader allerdings ausgeklemmt werden und teilweise ein Plastikröhrchen, medizinisch als Shunt bezeichnet, eingelegt werden (siehe Abb. 2). Dieser kann dann notwendig werden, wenn die Durchblutung des Gehirns während der Ausklemmphase nicht ausreicht. Daher wird während der Operation die Funktion des Gehirns und insbesondere der Hirndurchblutung ständig überprüft.

Nach schräger Durchtrennung der Schlagader kann diese umgestülpt und die kalkhaltige Engstelle ausgeschält werden. Der Fachausdruck hierfür lautet „Eversionsendarteriektomie". Dies ist insbesondere auch dann sinnvoll, wenn das Gefäß zu lang ist und eine Kurve macht, da bei diesem Operationsverfahren die Schlagader zudem gekürzt und anschließend gerade auf die ursprüngliche Schlagader genäht werden kann (siehe Abb. 3).

Wenn die verengte Halsschlagader allerdings bereits sehr gerade und gestreckt verläuft, muss dieses längs eröffnet, der Kalk ausgeschält und ein Erweiterungsstreifen eingenäht werden (medizinisch Patchplastik genannt).

Abb. 2 Einlegen eines Röhrchens (medizinisch Shunt genannt), um während der Operation den Blutstrom zum Gehirn zu gewährleisten

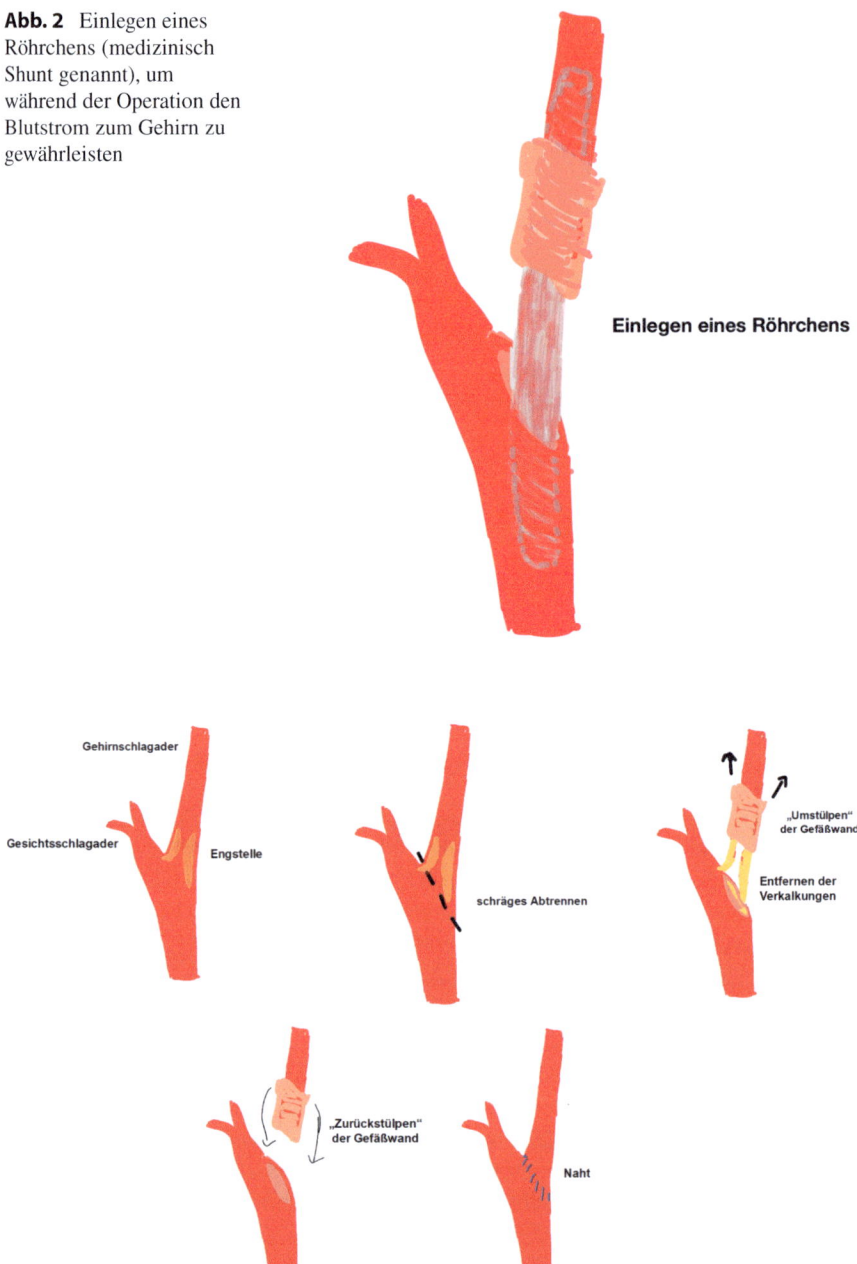

Abb. 3 Prinzip der Operation einer Engstelle der Halsschlagader mittels Eversionsendarteriektomie

86. Wie und wann wird ein Stent eingesetzt?

Bei der Behandlung mit einem Stent wird ein Katheter über die Leistenschlagader eingeführt und bis in die Halsschlagader vorgeführt. Sobald die Engstelle überwunden ist, wird diese aufgedehnt und ein Stent eingesetzt.

Bei der Operation muss folglich ein Schnitt angelegt werden, um die Engstelle von außen freilegen und beseitigen zu können. Bei der Stentversorgung wird die Engstelle von innen behandelt, hierzu ist ein Zugang zum Gefäßsystem über die Leisten notwendig. Der Vorteil des Stents ist es, dass weder eine Narkose (bis auf eine örtliche Betäubung der Leiste) notwendig ist noch eine Operationswunde vorliegt. Der Nachteil des Stents besteht darin, dass durch das Vorschieben des Katheters Gerinnsel aus der Engstelle abgelöst werden können und hierdurch ein Schlaganfall entstehen kann. Dies kann zwar auch bei der Operation passieren, allerdings ist das Risiko meist geringer. Dennoch gibt es Fälle, in denen der Stent empfohlen wird. Hierzu gehören beispielsweise Patienten, die bereits eine Operation hinter sich und im Laufe der Zeit erneut eine Engstelle entwickelt haben. Hier ist das Risiko von Gefäß- und Nervenverletzungen aufgrund von Vernarbungen bei der Operation deutlich erhöht.

87. Ich habe immer Schwindel, hängt das an meiner engen Halsschlagader?

Schwindel ist kein typisches Zeichen einer engen Halsschlagader, sondern spricht eher für Blutdruckprobleme, eine Herzschwäche oder Stoffwechselstörungen (beispielsweise zu hoher oder zu niedriger Blutzuckerspiegel). Auch Engstellen der Kleinhirnschlagadern können zu Schwindelgefühlen führen, allerdings sind diese deutlich seltener als Engstellen der Halsschlagadern.

Die Mehrzahl der Patienten mit Engstellen der Halsschlagadern hat keinerlei Probleme bis zu dem Zeitpunkt, an dem es zum Schlaganfall kommt. Die häufigsten Anzeichen für einen Schlaganfall sind zu eine einseitige Arm- bzw. Beinschwäche, Sprachstörungen oder vorübergehenden Sehstörungen auf einem Auge. Auch ein hängender Mundwinkel kann Hinweis auf einen Schlaganfall sein. Schwindel ist kein typisches Zeichen eines Schlaganfalls.

88. Kann ich auch bei der Operation einen Schlaganfall bekommen?

Die Operation einer verengten Halsschlagader hat den Sinn und Zweck, einen Schlaganfall zu verhindern. Hierbei wird die Halsschlagader eröffnet und die Engstelle inklusive der Verkalkungen ausgeschält (siehe Abb. 4).

Während der Freilegung der Halsschlagader kann es allerdings zu einer Verschleppung von Gerinnseln aus der Engstelle ins Gehirn kommen, was einen Schlaganfall zur Folge haben kann. Dies ist jedoch glücklicherweise sehr selten. Aber auch nach Eröffnung der Halsschlagader und nach dem Ausschälen der Engstelle kann, sobald die Arterie wieder für den Blutstrom geöffnet ist, durch Verschleppung von kleinsten Wandanteilen ein Schlaganfall ausgelöst werden. Des

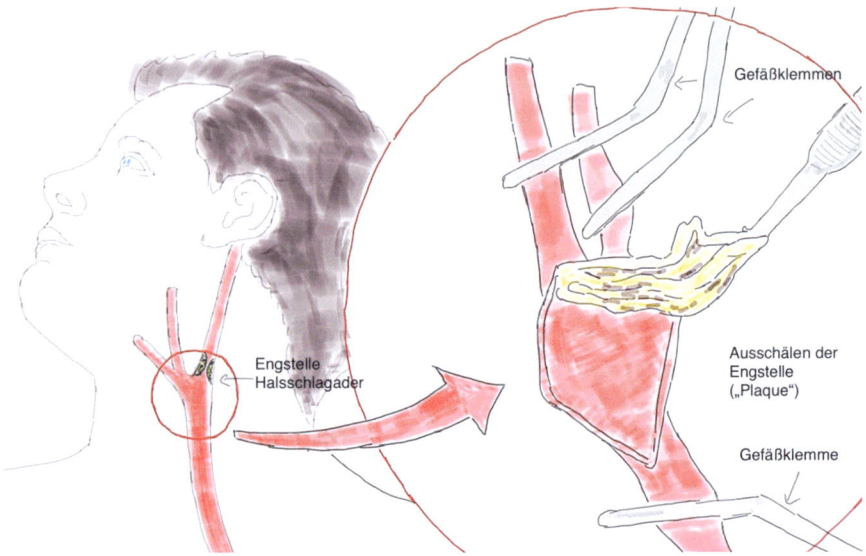

Abb. 4 Schematische Darstellung einer Halsschlagaderoperation, bei der das Gefäß ausgeklemmt und der Kalk ausgeschält wird

Weiteren kann es während der Phase, in der die Halsschlagader ausgeklemmt ist und die Engstelle ausgeschält wird, zu einem Schlaganfall kommen.

Insgesamt ist das Risiko eines Schlaganfalls bei der Operation mit ca. 1–5 % allerdings deutlich geringer, als wenn die Engstelle belassen wird.

89. *Wann ist es sinnvoll, vor der geplanten Operation nach einem Schlaganfall erst einmal eine „Reha" durchzuführen?*

Eine Rehabilitationsbehandlung findet üblicherweise nach größeren oder komplexen Operationen statt. Dazu zählt auch die Operation einer verengten Halsschlagader, insbesondere wenn ein Schlaganfall vorausging oder sich dieser während bzw. nach der Operation ereignet hat. Folglich wird die im Volksmund „Reha" genannte Behandlung auch als Anschlussheilbehandlung bezeichnet.

Hat allerdings vor der Operation bereits ein großer Schlaganfall stattgefunden, wird häufig erst eine „Reha" empfohlen und im Anschluss die Operation einer verengten Halsschlagader durchgeführt und damit die Schlaganfallursache beseitigt. Dies hat den Hintergrund, dass durch eine Operation direkt nach einem schweren Schlaganfall eine Einblutung im Gehirn entstehen kann, die erneut zu einem Schlaganfall führen und den Zustand des Patienten massiv verschlechtern kann. Ein frischer und großer Schlaganfall ist daher eine Situation, in der die sofortige Operation der Halsschlagader nur in Ausnahmefällen und nach gründlicher Voruntersuchung und Befunderhebung durchgeführt werden sollte.

Aortenaneurysma

90. Was ist ein Aortenaneurysma?

Unter einem Aortenaneurysma versteht man eine Aussackung (medizinisch: Aneurysma) der Hauptschlagader (medizinisch: Aorta). Der normale Durchmesser der Aorta beträgt ca. 1,5–2 cm, ab 3 cm spricht man von einem Aneurysma. Die Mehrzahl der Aortenaneurysmen betrifft die Bauchschlagader unterhalb des Zwerchfells und hier bevorzugt unterhalb der Nierenarterienabgänge (siehe Abb. 1). Lediglich 15–20 % der Aortenaneurysmen befinden sich oberhalb des Zwerchfells im Brustkorb.

91. Warum entsteht ein Aortenaneurysma?

Ein Aortenaneurysma entsteht häufig aufgrund einer Gefäßverkalkung (Atherosklerose), kann aber auch durch angeborene (genetische) Bindegewebserkrankungen verursacht sein. Grundsätzlich ist eine Verminderung der Gefäßelastizität als Hauptursache für die Ausbildung von Gefäßaussackungen im Sinne von Aneurysmabildungen anzusehen. Hierbei spielt das Rauchen als Risikofaktor für die Entwicklung einer Atherosklerose eine entscheidende Rolle. Die überwiegende Mehrzahl der Patienten mit einem durch Verkalkungen verursachten Aortenaneurysma sind aktive Raucher oder haben viele Jahre einen Nikotinabusus betrieben.

92. Warum muss man nicht jedes Aneurysma operieren?

Viele Patienten mit einem Aortenaneurysma haben keinerlei Probleme. Daher wird die Diagnose eines Aortenaneurysmas häufig zufällig gestellt, beispielsweise wenn aufgrund von anderen Erkrankungen eine Ultraschalluntersuchung des Bauches erfolgt. Eine typische Situation ist auch die Abklärung von Rückenschmerzen durch eine Kernspinuntersuchung, bei der Teile der Bauchschlagader mit abgebildet werden.

Operiert werden sollte ein Aneurysma der Bauchschlagader dann, wenn das Risiko für ein Platzen (Rupturrisiko) erhöht ist. Dieses Risiko nimmt mit steigendem

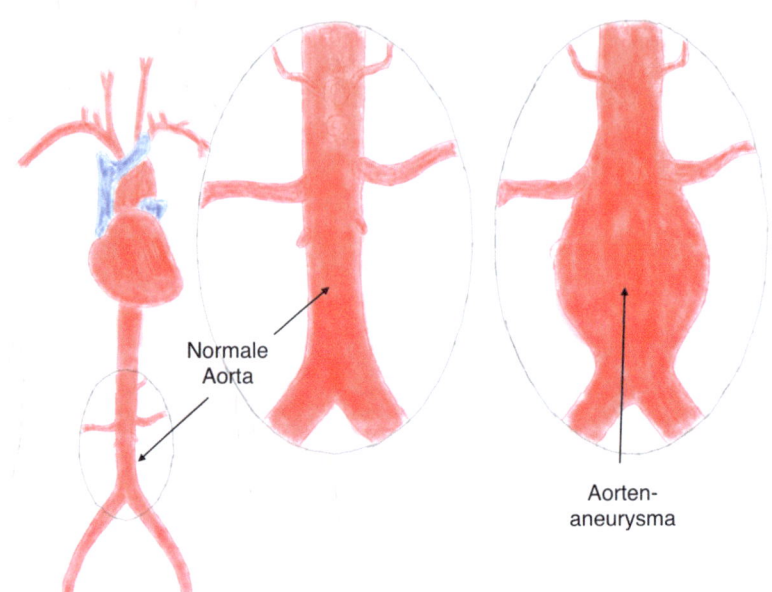

Abb. 1 Schematische Darstellung einer normalen Bauchschlagader und einer Aussackung, also eines Aortenaneurysmas

Durchmesser der Bauchschlagader zu und liegt bei einem Durchmesser von 5,5 cm bei ca. 1–5 % pro Jahr. Ab diesem Durchmesser sollte operiert werden, da hier das Risiko, dass bei der Operation etwas passiert, geringer ist als das Rupturrisiko.

Unabhängig vom Durchmesser sollte jedes Aneurysma, welches Beschwerden verursacht (meistens sind es Schmerzen) oder rasch an Größe zunimmt, behandelt werden.

Ein Aneurysma, welches keinerlei Beschwerden verursacht und kleiner als 5 cm ist, sollte regelmäßig kontrolliert werden. Dies erfolgt meist mittels Ultraschalluntersuchungen. Das Rupturrisiko ist hier sehr gering und liegt unter dem Risiko, dass während der Operation Komplikationen auftreten.

93. *Warum muss mein Aneurysma operiert werden?*

Die Empfehlung dazu, sich ein Aneurysma operieren zu lassen, wird der behandelnde Arzt aussprechen. Normalerweise wird die Indikation zur Operation dann gestellt, wenn das Aneurysma entsprechend groß ist oder Beschwerden macht. Natürlich stellt auch ein geplatztes (rupturiertes) Aneurysma die Indikation zur Operation dar, hier sind die Überlebenschancen allerdings sehr gering. So erreicht im Durchschnitt nur einer von 10 Patienten mit einem rupturierten Aneurysma lebend das Krankenhaus und kann operiert werden. Die Operation wird allerdings von lediglich der Hälfte der Patienten überlebt. Daher sollte ein Aneurysma wenn immer möglich operiert werden, solange es noch nicht geplatzt ist.

Wie bereits ausführlich erläutert, stellen sowohl ein Durchmesser von 5,5 cm als auch eine Größenzunahme von 1 cm/Jahr Indikationen für die Operation dar.

94. *Was passiert, wenn ich mich nicht operieren lasse?*

Wenn das Aneurysma noch unterhalb des Größendurchmessers liegt, bei dem eine Operation empfohlen wird, werden regelmäßige Kontrolluntersuchungen durchgeführt. Diese erfolgen in aller Regel durch einen Ultraschall. Wenn es zu einer Größenzunahme auf über 5,5 cm kommt, wird in aller Regel die Operation empfohlen. Wenn die Operation dann allerdings nicht durchgeführt wird, weil der Patient dies nicht möchte oder das Narkoserisiko beispielsweise zu groß ist, besteht das Risiko, dass das Aneurysma platzt. Dieses Risiko steigt mit zunehmendem Durchmesser. Wenn das Aneurysma platzt, kann es passieren, dass der Patient sofort innerlich verblutet. Dies ist dann der Fall, wenn das Aneurysma frei in die Bauchhöhle hinein platzt und innerhalb von wenigen Sekunden das gesamte Blut in den Bauch fließt. Wenn das Aneurysma allerdings zur Seite oder nach hinten Richtung Wirbelsäule (man nennt diesen Raum Retroperitoneum, also hinter dem Bauchraum liegend) platzt, dann verspüren die meisten Patienten Bauch- und Rückenschmerzen und es wird ihnen schwindlig oder sie werden ohnmächtig. Da das Retroperitoneum allerdings viel kleiner als der Bauchraum ist, verbluten die Patienten in aller Regel nicht und können das Krankenhaus lebend erreichen. Hier kann dann eine weitere Therapie, auch mittels Operation, erfolgen. Wenn ein Patient eine Aneurysmaoperation ablehnt, dann tut es dies im Falle einer Nicht-Ruptur, aber auch im Falle einer Ruptur. In beiden Situationen sollte der Patientenwunsch akzeptiert werden, insbesondere im Falle der Ruptur, wo der Patient meistens nicht mehr ansprechbar und kontaktfähig ist und somit seinen Wunsch auch nicht mehr äußern kann. Es ist allerdings wichtig, dass diese Information den Notärzten übermittelt wird. Dann kann auf einen Transport in die Klinik verzichtet werden, da dies im Sinne des Patienten ist und auf seinen Wunsch hin so erfolgt.

95. *Was ist besser, die Operation über die Leisten oder über den Bauch?*

Das kann pauschal so nicht beantwortet werden. Die Operation über die Leisten ist vom Prinzip her kleiner und weniger belastend für den Körper, da lediglich ein kleiner Schnitt in den Leisten gemacht bzw. das Gefäß nur durch die Haut mit großen Nadeln punktiert wird (siehe Abb. 2). Dieses OP-Verfahren wird auch minimal-invasiv (weil lediglich Hautschnitte in der Leiste notwendig sind) bzw. endovaskulär (weil die Ausschaltung des Aneurysmas von innen erfolgt) bezeichnet. Das Prinzip der Operation über die Leisten ist es, eine Stentprothese von hier aus unter Röntgenkontrolle bis in das Aneurysma vorzuschieben. Die Stentprothese (auch Endoprothese genannt, weil sie von innen eingeführt und entfaltet wird) befindet sich in einer ca. bleistiftdicken Hülle und entfaltet sich, sobald die Hülle zurückgezogen wird. Die Stentprothese besteht einerseits aus Metall (Stent) sowie einer Kunststoffhülle (Prothese). Diese Stentprothese (oder Endoprothese) muss sich allerdings so entfalten, dass sie sich ober- und unterhalb des Aneurysmas fest verankern kann. Hierdurch wird das Aneurysma sozusagen von innen geschient und ein Platzen verhindert.

Bei der Operation über den Bauch wird der gesamte Bauch aufgeschnitten und das Aneurysma freigelegt (siehe Abb. 3).

Hierbei kann der Blutverlust deutlich höher sein als bei der Operation über die Leisten, des Weiteren sind die Schmerzen nach der Operation vielfach größer als beim Leistenzugang.

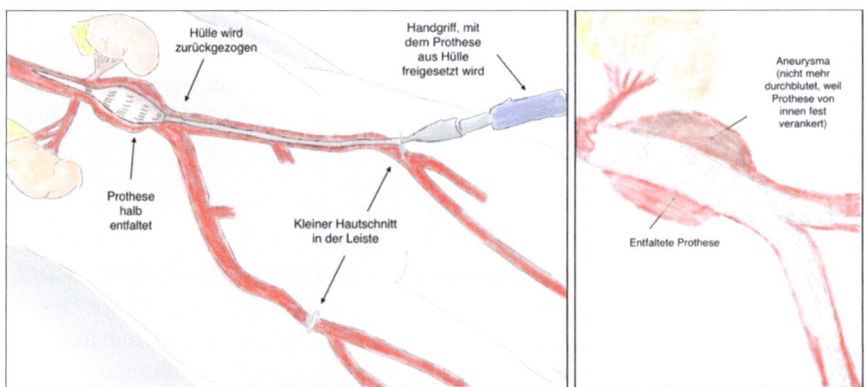

Abb. 2 Prinzip der endovaskulären Ausschaltung eines Aortenaneurysmas über die Leistenschlagadern

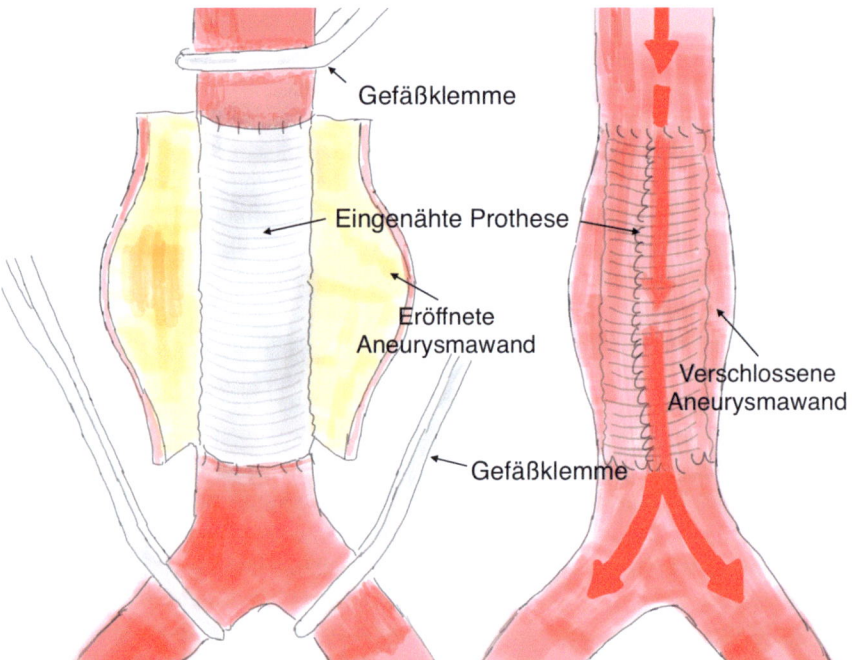

Abb. 3 Prinzip der offenen Ausschaltung eines Aortenaneurysmas nach Eröffnung der Bauchhöhle

Allerdings kann es auch bei der Operation über die Leisten zu Problemen kommen, die eine Eröffnung des Bauchs notwendig machen. Außerdem sind nach der Operation regelmäßige Kontrolluntersuchungen über die Leisten notwendig, welche bei der offenen Operation nicht zwingend erforderlich sind. Diese Kontrolluntersuchungen sind notwendig, da bei der Operation über die Leisten häufiger Undichtigkeiten der Prothese entstehen, die dann im Verlauf auch noch behandelt werden müssen. Daher ist die Entscheidung, ob das offene oder endovaskuläre Vorgehen über die Leisten gewählt wird, immer individuell und nach ausführlicher Aufklärung des Patienten zu treffen. Außerdem spielt die Form des Aneurysmas eine weitere Rolle, da nicht jedes Aneurysma endovaskulär versorgt werden kann.

96. *Erfolgt die endovaskuläre Operation über die Leisten in Vollnarkose?*

Im Vergleich zur Operation über den Bauch kann die Operation über die Leisten auch in örtlicher Betäubung erfolgen. Hierzu ist es allerdings notwendig, dass der Patient ruhig liegen bleibt, was teilweise schwierig sein kann. Daher benötigen viele Patienten Beruhigungsmittel, insbesondere wenn beispielsweise Rückenschmerzen das längere ruhige Liegen erschweren. Je nachdem, wie aufwendig die Operation ist, kann diese zwischen 30 min und mehreren Stunden dauern. Normalerweise kann der Patient selbst entscheiden, welche Art von Narkose er in diesem Falle wünscht. Eine Rückenmarksnarkose wird allerdings in aller Regel nicht erfolgen, da hierbei das Einblutungsrisiko in den Spinalkanal zu hoch ist und eine Schädigung des Rückenmarks bis hin zur Querschnittslähmung auftreten kann.

Für ängstliche Patienten ist eine Vollnarkose sicherlich das Beste und heutzutage in den allermeisten Fällen auch schonend durchzuführen.

97. *Kann ich etwas tun, damit das Aneurysma wieder schrumpft?*

Die einzige Möglichkeit, ein Aneurysma zum Schrumpfen zu bringen, ist die operative Versorgung mit einer Stentprothese. Wenn das Aneurysma von innen durch die Prothese geschient wird, nimmt der Druck im Aneurysmasack ab und es wird im Laufe der Zeit kleiner (siehe Abb. 4a–c).

Man kann es sich vorstellen wie bei einem Fußball, aus dem im Laufe der Zeit Luft entweicht und folglich der Druck abnimmt. Der Fußball ändert zwar nicht seine Größe, aber durch den Druckabfall wird er platt (siehe Abb. 5a, b).

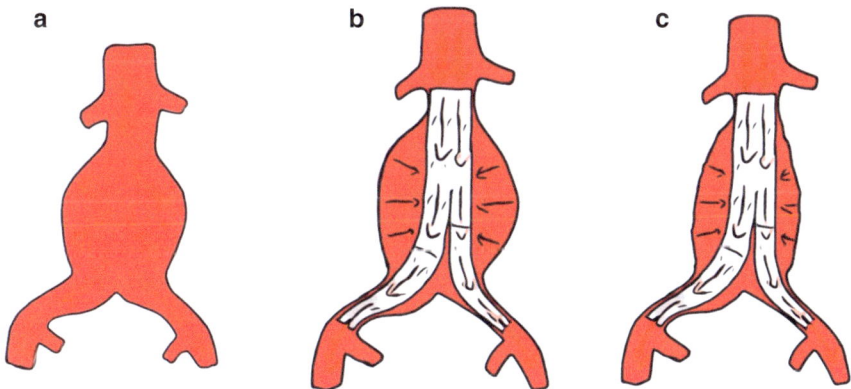

Abb. 4 (**a**) Aneurysma unversorgt und prall gefüllt, (**b**) Aneurysma kurz nach Ausschaltung durch Endoprothese, noch gefüllt, aber nicht mehr unter Druck, (**c**) Aneurysmasack schrumpft einige Zeit nach der Versrorgung

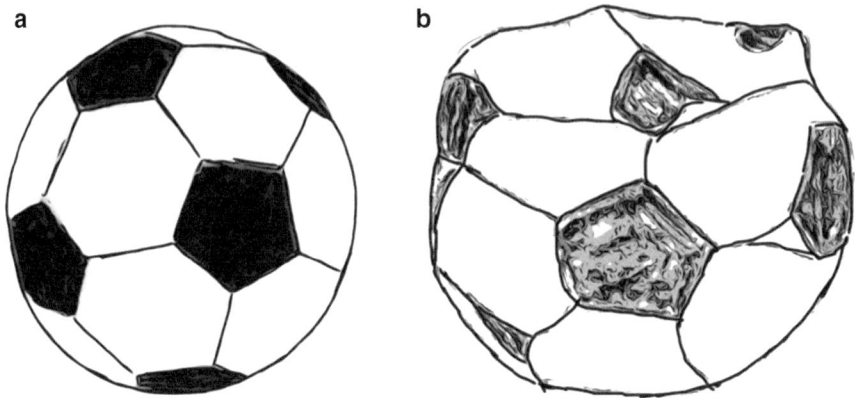

Abb. 5 (**a**) Prall gefüllter Fußball, (**b**) platter Fußball, dem die Luft und somit der Druck fehlt

Ohne Operation bleibt das Aneurysma im besten Falle gleich groß, kleiner wird es nicht. Um das Risiko einer Größenzunahme des Aneurysmas zu minimieren, sollten Risikofaktoren wie hoher Blutdruck sowie Asthma gut eingestellt und das Rauchen beendet werden. Dies ist zwar keine Garantie dafür, dass das Aneurysma kleiner wird bzw. klein bleibt, aber zumindest die einzige Möglichkeit der Patienten, Einfluss zu nehmen.

Um den Erfolg der oben genannten Risikofaktor-Einstellung zu überwachen, werden regelmäßige Ultraschallkontrollen durchgeführt. Hierbei wird primär überwacht, ob das Aneurysma gleich bleibt oder größer wird.

98. Wie groß ist mein Risiko, dass das Aneurysma platzt?

Das Risiko einer Ruptur (also Platzen) ist abhängig von der Größe und der Größenzunahme des Aneurysmas. Bei einem Durchmesser von unter 5 cm liegt es bei ca. 1%/Jahr. Mit zunehmendem Durchmesser steigt das Risiko sehr schnell und beträgt bei 8 cm bereits 30–50 %/Jahr. Auch Bauch- oder Rückenschmerzen, für die es keine andere Ursache als das Aneurysma gibt, haben ein höheres Rupturrisiko. Man spricht in diesen Fällen von einem symptomatischen Aneurysma, also einem, welches bereits Schmerzen verursacht und somit eine dringliche OP-Indikation darstellt.

99. Kann das Aneurysma auch nach dem Einsetzen eines Stents platzen?

Wenn der Stent nicht richtig sitzt bzw. sich im Laufe der Zeit lockert, kann es trotz einliegender Stentprothese zu einer Ruptur des Aneurysmas kommen. Aus diesem Grund sollten regelmäßige Kontrolluntersuchungen erfolgen, um den Sitz der Prothese zu kontrollieren und Undichtigkeiten auszuschließen. Nach einer offenen Operation kann es ebenfalls zu einer Ruptur kommen, allerdings nicht am Aneurysma, da dieses ja vorher entfernt worden ist, sondern der Riss kann im Bereich der Nahtstellen der Prothese auftreten. Dies ist allerdings deutlich seltener, sodass nach einer offenen Operation deutlich weniger Kontrolluntersuchungen durchgeführt werden müssen.

100. Muss ich regelmäßige Kontrolluntersuchungen durchführen lassen, wenn ich mich nicht operieren lasse?

Wenn das Aneurysma noch nicht so groß ist, um es operieren zu müssen, sollten regelmäßige Kontrolluntersuchungen, meist mittels Ultraschall, durchgeführt werden. Je nach Größe und Aussehen des Aneurysmas erfolgen diese alle 3–6 Monate.

Wenn das Aneurysma allerdings bereits so groß ist, dass die Operation empfohlen, aber vom Patienten abgelehnt wird, sind weitere Kontrolluntersuchungen prinzipiell nicht mehr indiziert. Wenn der Patient die Operation ablehnt, dann lehnt er sie eher grundsätzlich ab – sowohl im Stadium der Beschwerdefreiheit als erst recht auch im Stadium der Ruptur. Dies sollte ausführlich mit dem Patienten und den Angehörigen besprochen und entsprechend dokumentiert werden. Die Angehörigen und der Patient sollten allerdings auch darüber aufgeklärt werden, dass im Falle einer Ruptur kein Krankenhaustransport veranlasst werden sollte. Vielmehr sollten, falls der Rettungsdienst überhaupt kontaktiert wird, dem Rettungspersonal diese Situation und die ablehnende Haltung gegenüber einer Operation mitgeteilt werden.

101. Und wie ist es, wenn ich mich operieren lasse?

Wenn die Operation über die Leisten mit einer Endoprothese („Stent") erfolgt, dann sind regelmäßige Kontrolluntersuchungen unabdingbar. Bei der offenen Operation werden ebenfalls häufig Kontrolluntersuchungen durchgeführt, diese sind allerdings in aller Regel nicht so häufig und auch nicht zwingend notwendig, wenn die Befunde in der ersten Zeit nach der Operation unauffällig sind.

102. Welche Kontrolluntersuchungen sind notwendig?

Als Kontrolluntersuchungen nach einer Operation mit einer Endoprothese („Stent") sind meistens CT-Untersuchungen notwendig, bei unauffälligem Verlauf auch der Ultraschall.

Bei der offenen Operation mittels Bauchschnitt genügen in aller Regel klinische Untersuchungen, in denen überprüft wird, ob die Narbenverhältnisse unauffällig sind und die Bauchdecke weich ist. Des Weiteren können die Nahtstellen der Prothese mit einer Ultraschalluntersuchung kontrolliert werden, worauf bei unauffälligen Befunden im Laufe der Zeit auch verzichtet werden kann.

Da ein Großteil der Patienten mit einem Aortenaneurysma sogenannte kardiovaskuläre Risikofaktoren hat, also unter einem hohen Blutdruck oder der Zuckerkrankheit leidet, hohe Blutwerte hat sowie raucht, gehört zu den Kontrolluntersuchungen auch eine Verringerung der Risikofaktoren, insbesondere das Beenden des Rauchens. Aufgrund dieser Risikofaktoren leiden viele Patienten auch unter Veränderungen der Herzkranzgefäße, was bis zum Herzinfarkt führen kann. Daher sind auch Kontrolluntersuchungen des Herzens und der Herzkranzgefäße notwendig, in aller Regel mittels Ultraschalluntersuchungen des Herzens sowie EKG.

103. *Muss ich eine Blutverdünnung nehmen?*

Nur wegen des Aneurysmas ist in aller Regel keine Blutverdünnung notwendig. Da die Mehrzahl der Aneurysmen allerdings auf eine Atherosklerose zurückzuführen ist, wird deshalb meistens ein sogenannter Plättchenhemmer eingesetzt. Hierbei handelt es sich um ein Medikament, das die Blutplättchen (Thrombozyten) am Zusammenballen hindert und dadurch die Gefahr einer Gerinnselbildung reduziert.

Eine stärkere Blutverdünnung, z. B. mit Marcumar®, ist wegen des Aneurysmas selten notwendig, sondern eher aus kardiologischen Gründen (beispielsweise wegen des Herzens).

104. *Wann darf ich nach der Operation wieder arbeiten?*

Hier kommt es darauf an, welche Operation durchgeführt wurde. Im Regelfall ist es nach der endovaskulären Operation über die Leisten früher möglich, die Arbeitstätigkeit wieder aufzunehmen. Auch der stationäre Aufenthalt ist hier meist deutlich kürzer als bei der offenen Versorgung. Allerdings gibt es keine für alle Patienten gültigen Regeln, und entscheidend für die Belastbarkeit sind auch das eigene Empfinden des Patienten, die Erholungsfähigkeit, der Fitnesszustand vor dem Eingriff. Die Mehrzahl der Patienten ist nach der Operation über die Leisten innerhalb von 2 Wochen wieder belastbar und kann arbeiten, nach der offenen Versorgung mittels Bauchschnitt etwa nach 4–6 Wochen. Diese Zeitangaben gelten allerdings nur, wenn die Operation und der postoperative Verlauf unauffällig waren.

105. *Darf ich mich belasten und Sport machen, auch wenn ich mich nicht operieren lasse?*

Ein Aneurysma der Bauchschlagader ist kein Hinderungsgrund für Sport und körperliche Belastung. Insbesondere ein kleines Aneurysma, welches noch nicht operiert werden muss, hat auch durch Sport und Belastung kein bzw. allenfalls ein nur unwesentlich höheres Rupturrisiko.

Auch größere Aneurysmen, die aufgrund ihres Durchmessers operativ versorgt werden müssten, sind kein Grund, keinen Sport mehr zu treiben. Im Gegenteil, Sport und ein gesunder Lebensstil können helfen, die den Aneurysmen zugrunde liegende Atherosklerose zum Stillstand zu bringen. Mit anderen Worten: Sport und der Verzicht auf Nikotin können die Größenzunahme von Aneurysmen verlangsamen, aber das Aneurysma nicht rückgängig machen.

106. *Warum wird nicht jedes Aneurysma mit einem Stent versorgt?*

Die Operation mit einem Stent ist in manchen Fällen nicht möglich, insbesondere wenn sich dieser nicht richtig verankern kann. Ober- und unterhalb des Aneurysmas muss sich eine Stentprothese zwingend gut verankern können, ohne dass wichtige Gefäßabgänge verlegt werden. Zu diesen wichtigen Gefäßabgängen aus der großen

Bauchschlagader (Aorta) gehören beispielsweise Schlagadern, welche die Nieren (Nierenarterien) oder Darm und Leber (Mesenterialarterien) versorgen. Auch ein extremer Knick in den Gefäßen ober- oder unterhalb der Aussackung kann die Versorgung mit einer Stentprothese erschweren. Des Weiteren sind sehr enge Gefäße im Becken teilweise ein Grund, weshalb die offene Operation empfohlen wird. Dies liegt daran, dass die Prothesen durch die Beckenarterien nach oben bis in die Bauch- oder Brustschlagader vorgeschoben werden müssen, was bei sehr dünnen Schlagadern erschwert sein kann.

Durch die Weiterentwicklung der Stentprothesen wird die offene Operation allerdings immer seltener notwendig. Beispielsweise gibt es Prothesen, die speziell für den jeweiligen Patienten als Sonderanfertigung hergestellt werden und entsprechende Aussparungen für Gefäßabgänge oder auch kleine Abzweigungen enthalten, über die die Gefäße dann versorgt werden können.

107. Kann man die Operation mit dem Stent auch ambulant machen?

Die sogenannte minimalinvasive endovaskuläre Behandlung eines Aortenaneurysmas ist weniger invasiv, also meist deutlich weniger belastend als die offene Operation. Dennoch ist eine ambulante Behandlung nicht möglich bzw. nicht zu empfehlen. Dies liegt daran, dass auch bei dieser Operation in vielen Fällen eine Narkose notwendig ist, Schmerzen nach der Operation auftreten können oder es auch zu Komplikationen kommen kann. Beispielsweise kann Fieber nach der Operation auftreten, wenn eine Infektion entsteht oder der Körper auf das eingesetzte Fremdmaterial der Prothese reagiert. Diese Fieberepisoden mit ausgeprägtem Krankheitsgefühl können für einige Tage nach der Operation auftreten und verschwinden in aller Regel von selbst wieder. Dennoch ist hier eine stationäre Überwachung sinnvoll und zu empfehlen. Anders ist es bei Stentimplantationen im Beckenbereich. Diese Eingriffe können unter ambulanten Bedingungen erfolgen. Aber auch in diesen Fällen können Komplikationen, beispielsweise Blutungen im Bereich der Leiste an den Einstichstellen, entstehen, weshalb unbedingt eine häusliche Versorgung gewährleistet sein muss. Das bedeutet, dass eine Person den Patienten in der Klinik abholen und gewährleisten muss, zu Hause anwesend zu sein. Dies insbesondere für den Fall, dass Komplikationen auftreten und notfallmäßig eine nochmalige Vorstellung im Krankenhaus notwendig wird.

108. Was würden Sie mir empfehlen: die offene oder die endovaskuläre Operation?

Um diese Frage zu beantworten, müssten zunächst einige wichtige Informationen eingeholt werden:

1. Wie sehen das Aneurysma und insbesondere die gesunden Abschnitte der Hauptschlagader ober- und unterhalb aus?

Dies ist wichtig, um zu entscheiden, ob eine Schienung von innen möglich und erfolgversprechend ist. Entscheidend hierfür ist, ob die sogenannten Landezonen entsprechend lang sind, damit sich dort eine Prothese verankern und das Aneurysma abdichten kann. Wenn die Landezonen zu kurz sind, sollte über ein offenes Vorgehen diskutiert werden.

2. Liegen Verkalkungen bzw. Engstellen der Beckenschlagadern vor?

Wenn die Beckenarterien verkalkt und zu eng sind, kann es schwierig werden, eine Prothese vorzuschieben und im Aneurysma zu platzieren. Teilweise kann dies durch das Aufdehnen mittels Ballon und Stent erreicht werden. Problematisch sind langstreckige Verengungen oder Verschlüsse der Beckenschlagadern.

3. Wurde bereits in der Vorgeschichte eine Bauchoperation durchgeführt?

Dies kann für eine endovaskuläre Versorgung sprechen, da Rezidiveingriffe (also Eingriffe nach Voroperationen) am Bauch deutlich schwieriger sind und mit einem erhöhten Komplikationsrisiko einhergehen.

4. Wie groß sind das OP- und das Narkoserisiko?

Patienten mit schweren Vorerkrankungen, vor allem mit Herz- und Lungenerkrankungen, profitieren in vielen Fällen von einem endovaskulären Vorgehen. Dies liegt daran, dass diese OP-Technik oft schneller geht, schonender ist und der Blutverlust geringer ausfällt.

5. Wie alt ist der Patient?

Jüngeren und gesünderen Patienten kann man auch eine offene OP empfehlen, da hier bei der Operation keine Strahlenbelastung entsteht. Die offene Operation wird ohne Röntgenuntersuchung durchgeführt, da der Operateur ja direkt vor Ort ist und das Aneurysma freilegt und sieht. Außerdem sind beim offenen Vorgehen keine regelmäßigen Nachkontrollen mittels Computertomographie notwendig, welche wiederum zu einer Strahlenbelastung führen.

6. Handelt es sich beim Patienten um einen Mann?

Bei Männern muss beim offenen Eingriff im Aufklärungsgespräch immer erwähnt werden, dass Probleme mit der Potenz auftreten können. Dies liegt daran, dass bei der offenen Operation wichtige Nerven vor der Hauptschlagader verletzt werden können, die essenziell für Erektion und Ejakulation sind. Daher kann es der ausdrückliche Wunsch sexuell aktiver Männer sein, sich endovaskulär über die Leistenschlagadern operieren zu lassen.

109. *Handelt es sich beim Aortenaneurysma um eine häufige Erkrankung?*

Das Aortenaneurysma ist insgesamt betrachtet eine seltene Erkrankung mit einer Häufigkeit von ca. 1 % weltweit. Das bedeutet, dass schätzungsweise einer von hundert Menschen betroffen ist. Allerdings sind jüngere Menschen selten betroffen, wohingegen mit zunehmendem Alter die Wahrscheinlichkeit ansteigt. So liegt die Häufigkeit in der Altersgruppe zwischen 65 und 85 Jahren bereits bei 4–5 %, wobei Männer 6-mal häufiger betroffen sind als Frauen. Daher wird allen Männern und allen gefährdeten Frauen mit entsprechenden Risikofaktoren (Nikotinabusus, hoher Blutdruck, Diabetes mellitus, bekannte Gefäßerkrankungen in der Familie) eine Ultraschalluntersuchung ab dem 50. Lebensjahr empfohlen, um ein Aortenaneurysma frühzeitig entdecken bzw. ausschließen zu können. Auch wenn es sich um eine seltene Erkrankung handelt, können Komplikationen tödlich verlaufen und wären durch eine frühzeitige Behandlung vermeidbar.

110. *Wird ein Aortenaneurysma vererbt?*

Es gibt unterschiedliche Ursachen für ein Aortenaneurysma, unter anderem eine angeborene Veranlagung. Man spricht hier auch von familiär gehäuften Aneurysmen, da diese durch ein fehlerhaftes Gen (oder auch mehrere) von Generation zu Generation weitervererbt werden. Diese Form von Aneurysmen ist allerdings deutlich seltener als die, welche durch die Atherosklerose (Gefäßwandverkalkung) verursacht wird. Letztere wird durch Risikofaktoren wie das Rauchen, hohen Blutdruck oder die Zuckerkrankheit (Diabetes mellitus) verursacht.

Bei familiär gehäuften Aortenaneurysmen ist es typisch, dass die Aneurysmen bereits in jüngeren Lebensjahren auftreten, wohingegen die häufigere Aneurysmaform im Rahmen der Atherosklerose erst im fortgeschrittenen Alter entdeckt wird. So ist es keine Seltenheit, dass bei familiärer Belastung das Aneurysma (teilweise weit) vor dem 30. Lebensjahr auftritt, das atherosklerotische Aneurysma hingegen erst zwischen 50 und 60 Jahren.

111. *Spürt man, wenn man ein Aortenaneurysma hat?*

In den meisten Fällen spüren Patienten nicht, dass sie ein Aortenaneurysma haben. Teilweise kann ein pulsierender Tumor, also eine mit dem Herzschlag pulsierende Schwellung, auf Höhe des Nabels getastet werden. Da den meisten Menschen allerdings nicht bewusst ist, dass eine derartige Schwellung und Pulsation durch ein Aortenaneurysma verursacht sein kann, bleibt das Aneurysma auch in diesen Fällen noch länger unentdeckt. Dies kann gefährlich werden, wenn das Aneurysma an Größe zunimmt und im schlimmsten Falle platzt. Daher sollten bei den Check-up-Untersuchungen beim Hausarzt auch Ultraschalluntersuchungen von Bauch und Bauchschlagader gemacht werden, um Aussackungen frühzeitig entdecken und kontrollieren zu können.

112. *Durch welche Untersuchungen kann man ein Aortenaneurysma feststellen?*

Eine Aortenaneurysma im Bauchbereich kann bei entsprechender Größe allein durch Tasten entdeckt werden, wohingegen ein Aortenaneurysma im Brustkorbbereich normalerweise nicht ertastet werden kann.

Die nächste wichtige Untersuchung, mit welcher ein Aortenaneurysma untersucht und entdeckt werden kann, ist der Ultraschall. Hiermit können Größe und Beschaffenheit in vielen Fällen bereits bestimmt werden, allerdings ist diese Untersuchungstechnik teilweise etwas erschwert. Dies liegt daran, dass Ultraschall nicht durch lufthaltige Gewebe dringen kann, was insbesondere im Bauchbereich durch den Darm und im Brustkorbbereich durch die Lungen erschwert wird.

Bei der Ultraschalluntersuchung geht es darum, das Aneurysma zu entdecken. Genauere Aussagen über Größe, Struktur, Ausdehnung und Ort des Aneurysmas können im Anschluss mit einer Computertomografie (kurz CT) gemacht werden. Vor der Operation eines Aortenaneurysmas wird standardmäßig eine CT durchgeführt, vor allem vor endovaskulären Eingriffen mit einem „Stent". Bei diesen Operationsverfahren muss genau untersucht werden, wie das Aneurysma aussieht, und anhand der Computertomografie müssen dann genau passende Prothesen bestellt werden. Aber auch vor dem „offen-chirurgischen" Vorgehen mit einem großen Bauchschnitt wird in aller Regel eine Computertomografie durchgeführt, weil nur so entschieden werden kann, welche Prothese – also eine direkt einzunähende oder eine über die Leisten einzubringende – die für den Patienten geeignetste ist.

113. Wie wird ein Aortenaneurysma behandelt?

Es gibt drei Möglichkeiten, ein Aortenaneurysma zu behandeln:

1. Die erste Möglichkeit besteht darin, das Aneurysma regelmäßig zu untersuchen und zu kontrollieren, Medikamente zu geben sowie einen gesunden Lebensstil zu empfehlen. Insbesondere auf das Rauchen sollte verzichtet werden. Dieses Vorgehen wird auch als „**konservatives**" Vorgehen bezeichnet, da es ohne Operation auskommt. Es wird vor allem dann empfohlen, wenn die Aussackung klein und das Größenwachstum gering ist.
2. Wenn das Aneurysma allerdings eine Größe von mehr als 5 cm erreicht hat oder zunehmend Probleme bereitet (wie Bauch- oder Rückenschmerzen), dann wird ein sogenanntes invasives Verfahren empfohlen. „Invasiv" bedeutet, dass von außen in die Unversehrtheit des Körpers eingegriffen wird, um eine Krankheit zu behandeln. Durch über die Leisten eingebrachte Prothesen, welche sich in einer Hülle befinden und erst im Körper vor Ort entfalten, kann das Aneurysma abgedichtet werden. Dies nennt man **endovaskuläres** Verfahren, weil das Gefäß (vaskulär) von innen (endo) abgedichtet wird. Die Prothese muss sich allerdings ober- und unterhalb des Aneurysmas in der gesunden Schlagader verankern, um das Aneurysma abdichten zu können. Da die Prothese über die Leistenschlagader eingebracht wird, genügen hier in aller Regel kleine Schnitte oder nur Punktionen.
3. In manchen Fällen könnte sich allerdings eine Prothese, welche über die Leisten eingebracht würde, nicht richtig in der Aussackung (dem Aneurysma) verankern, weshalb hier eine **offene Operation** empfohlen wird. Dabei die Bauchhöhle auf gesamter Länge eröffnet und das Aneurysma entfernt. Um den Blutfluss wiederherzustellen, muss eine Prothese eingenäht werden. Dieses Verfahren nennt man offenes Vorgehen, welches prinzipiell bei jedem Aneurysma möglich ist.

Nierenversagen und Blutwäsche

114. *Warum brauche ich einen Shunt?*

Ein Shunt ist immer dann notwendig, wenn die Nierenfunktion so eingeschränkt ist, dass eine sogenannte künstliche Niere notwendig wird. Unter Letzterer versteht man ein Gerät, welches das Blut reinigt und somit von Stoffwechselabbauprodukten und überschüssigen Elektrolyten befreit. Dieses Vorgehen wird im Fachausdruck Hämodialyse genannt, im Volksmund spricht man von Blutwäsche. Die Hämodialyse dauert in etwa 3–4 h und muss in aller Regel dreimal in der Woche wiederholt werden. Um dem Körper das Blut entziehen zu können, benötigt man entweder einen Katheter, der über eine Vene am Hals bzw. im Bereich der Schulter eingelegt wird. Besser ist allerdings ein Gefäß, welches unter der Haut liegt und für die Dialyse angestochen werden kann. Hierfür wird ein Shunt angelegt, der im Idealfall aus körpereigenen Gefäßen besteht. Der Shunt sollte einen Blutfluss von mindestens 500 ml/min gewährleisten, andernfalls würde die Dialyse zu lange dauern und den ganzen Tag in Anspruch nehmen. Dies wäre für den Patienten äußerst unkomfortabel und würde die oft schon reduzierte Lebensqualität noch weiter einschränken. Der Shunt ist eine künstliche Verbindung zwischen Schlagader und Vene, um in der Vene einen ausreichenden und entsprechend großen Blutfluss zu erreichen. Außerdem wird durch den erhöhten Druck, welcher aus der Schlagader kommt, die Venenwand im Laufe der ersten Wochen dicker und der Shunt könnte dann problemlos mehrmals pro Woche angestochen werden (siehe Abb. 1a, b).

115. *Sieht man den Shunt von außen?*

Einen Shunt sieht man zunächst nicht. Er befindet normalerweise unter der Hautoberfläche und liegt nicht frei. Was man allerdings sehen kann, sind Erweiterungen der Shuntvene, welche insbesondere im Laufe der Zeit auftreten können. Man nennt diese Ausweitungen Aneurysmen, ursächlich für die Entstehung sind der erhöhte Druck in der Vene sowie das regelmäßige Anstechen, medizinisch auch Punktion

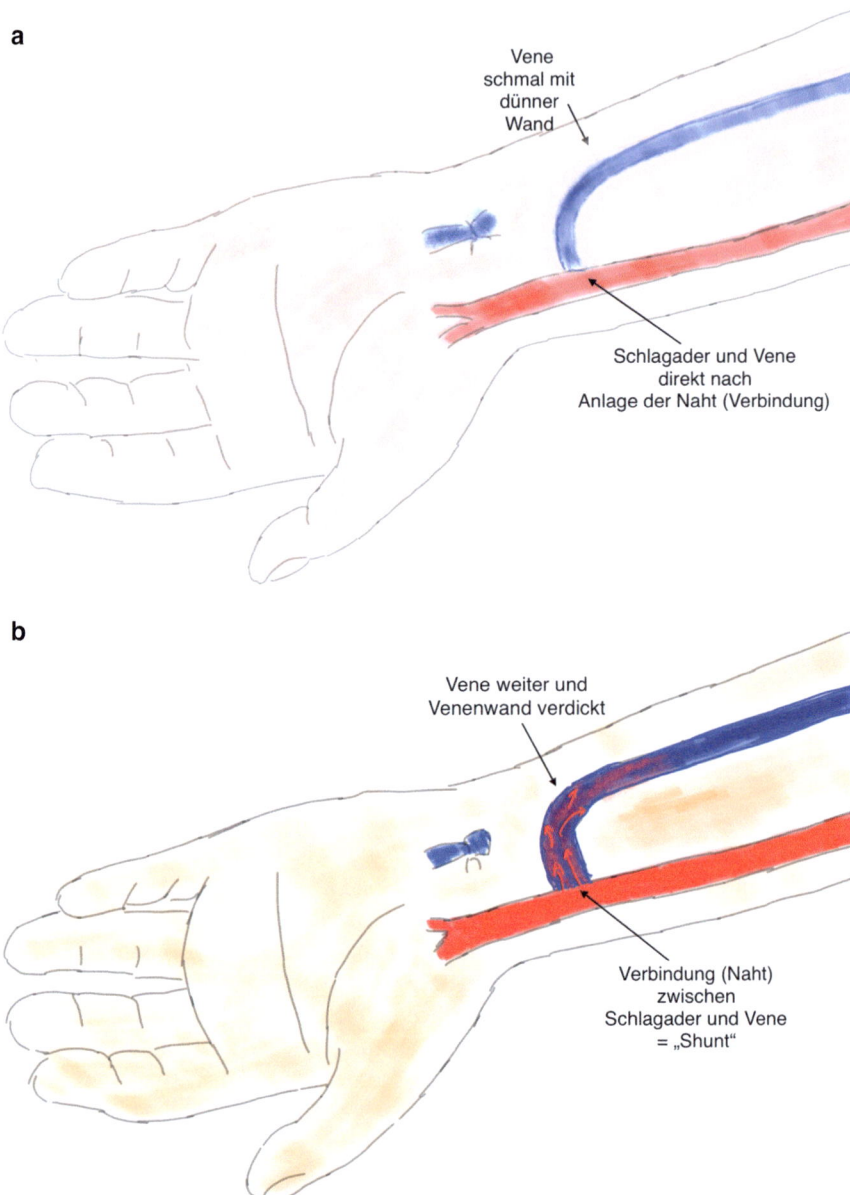

Abb. 1 (**a**) Typischer Befund nach Anlage einer Verbindung zwischen Schlagader und Vene (= Shunt). Die Vene (blau) ist noch zu dünn, um regelmäßig angestochen zu werden. (**b**) Befund einige Wochen nach Shuntanlage. Die Venenwand ist mittlerweile dicker und die Shuntvene kann punktiert werden

genannt. Auch die Stellen, an denen der Shunt punktiert wird, kann man im Laufe der Zeit als narbig veränderte Streifen erkennen. Teilweise verfärbt sich die Haut auch über der Shuntvene und den Punktionsstellen. Wenn ein Kunststoffshunt angelegt wurde, kann sich dieser infizieren und durch die Haut hindurch sichtbar werden. Auch dann ist der Shunt äußerlich sichtbar.

116. *Muss ich den Shunt mein Leben lang haben?*

Wie lange ein Shunt benötigt wird, hängt unter anderem davon ab, wie schwer die Nierenschädigung ist und wie lange sie schon besteht. Aber auch die Ursache der Nierenfunktionsstörung spielt eine wichtige Rolle. Stress, Infektionen oder körperliche Überanstrengung können die Ursache einer vorübergehenden Nierenfunktionsstörung sein. Die Zuckererkrankung, genetische Erkrankungen wie Zystennieren oder die Nierenschädigungen durch langjährige Einnahme von Schmerzmitteln führen häufig zu einer schweren Störung der Nierenfunktion, die allerdings nicht mehr rückgängig zu machen ist. In solchen Fällen ist die Anlage eines Shunts unbedingt zu empfehlen, da dieser im Vergleich zu einem Dialysekatheter deutlich weniger Komplikationen aufweist und in aller Regel länger offen und benutzbar bleibt. Bei einer chronischen Niereninsuffizienz, worunter man eine Nierenschädigung versteht, die sich nicht mehr erholt, kann lediglich eine Nierentransplantation Abhilfe schaffen und dazu führen, dass der Shunt nicht mehr benötigt wird.

117. *Warum verschließt sich mein Shunt so häufig?*

Wenn sich ein Shunt verschließt, können mehrere Ursachen dahinterstecken. Zum einen kann es sein, dass der Zustrom aus den Schlagadern zu schlecht und zu schwach ist, um den Fluss im Shunt aufrechtzuerhalten. Dies kann beispielsweise im Rahmen einer arteriellen Verschlusskrankheit, der Atherosklerose, auftreten. In solchen Fällen empfiehlt sich eine Aufdehnung der Schlagadern oder eine Shunt-Neuanlage. Des Weiteren kann auch der Abstrom im Shunt verschlechtert sein, beispielsweise wenn die Venen am Arm oder im Brustkorb verengt sind. Auch hier kann versucht werden, die verengten Gefäße mit Ballonkathetern aufzudehnen. Im Zweifel bzw. bei nicht erfolgreicher Aufdehnung sollte dann allerdings die Neuanlage eines Shunts diskutiert werden. Nicht selten sind auch Veränderungen im Shunt selbst, am häufigsten durch die regelmäßige Punktion bedingt, ursächlich für eine Verschlechterung der Shuntfunktion bzw. für einen Shuntverschluss.

118. *Wie funktioniert ein Shunt eigentlich genau?*

Das Prinzip eines Hämodialyseshunts ist es, dass eine benachbarte Schlagader mit einer Vene verbunden wird. Die Schlagader hat den Vorteil, dass das Blut mit kräftigem Druck aus dem Herzen ausgetrieben wird und deshalb deutlich mehr fließt als in einer Vene. Bei Venen hingegen ist das Besondere, dass das Blut zurück zum Herzen transportiert wird und deutlich langsamer fließt. Venen liegen allerdings in aller Regel oberflächlicher als Schlagadern und können daher regelmäßig durch die Haut angestochen werden, was bei der Dialyse zwangsläufig notwendig ist. Da in der normalen Vene allerdings zu wenig Blut fließt und die Venenwand auch zu dünn ist, kann hierüber keine erfolgreiche Blutwäsche durchgeführt werden. Daher die Verbindung mit der kräftigen und viel mehr Blut transportierenden Schlagader. Wenn die Vene allerdings zu dünn ist, kann die Zwischenschaltung einer röhrenförmigen Kunststoffprothese erforderlich sein.

119. *Warum kann man den Shunt nicht gleich anstechen?*

Ein Hämodialyseshunt benötigt eine sogenannte Reifephase. Darunter versteht man die ersten Wochen nach Herstellung der Verbindung zwischen Schlagader und Vene, in der sich die Vene durch den erhöhten Druck (aus der Schlagader kommend) verändert. Sie wird dicker, größer und insbesondere die Venenwand nimmt an Dicke zu. Nach ein paar Wochen sind sowohl der Fluss in der Vene als auch die Wanddicke geeignet, um den Shunt anzustechen und die Hämodialyse hierüber durchzuführen. Wenn der Shunt zu früh angestochen wird, kann es passieren, dass die Venenwand Schaden nimmt und nach Entfernung der Nadel ein Bluterguss (Hämatom) entsteht. Wenn ein Kunststoffshunt zu früh angestochen wird, kann es passieren, dass ein Hämatom um den Shunt herum entsteht. Hier steht weniger die Veränderung des Shunts im Vordergrund, vielmehr muss der Kunststoff erst ins Gewebe einwachsen, bevor er angestochen werden kann.

120. *Warum benötige ich einen Katheter am Hals, obwohl auch ein Shunt angelegt wird?*

Ein Hämodialyseshunt kann in aller Regel nicht sofort nach der Anlage genutzt werden. In den meisten Fällen muss einige Wochen abgewartet werden, bis die sogenannte „Reifephase" abgeschlossen und das Anstechen (Punktion genannt) möglich ist. Unter der Reifephase versteht man die Zeit, in welcher sich der Shunt nach Anlage der Verbindung zwischen Schlagader und Vene derart verändert, dass die Venenwand dicker, der Durchmesser größer und die Punktion schließlich möglich wird. Im Idealfall wird der Shunt daher einige Wochen vorher angelegt, solange eine Hämodialyse noch nicht notwendig ist. Teilweise verschlechtert sich die Nierenfunktion allerdings derart rapide, dass die Anlage des Shunts nicht frühzeitig genug erfolgt und daher zur Überbrückung ein Katheter am Hals gelegt werden muss. Dieser Katheter kann und sollte allerdings so schnell als möglich wieder entfernt werden, um eine Infektion des Plastikschlauches sowie Thrombosen der Vene zu verhindern.

121. *Kann ich nach der Shunt-Operation gleich wieder nach Hause gehen?*

In den meisten Fällen kann die Anlage eines Hämodialyseshunts unter ambulanten Bedingungen erfolgen. Die Vorbereitung für die Operation erfolgt im Vorfeld, am Operationstag muss der Patient in aller Regel nüchtern zur Operation erscheinen und darf anschließend, nach einer Überwachungsphase von 1–2 h, wieder nach Hause gehen. Voraussetzung ist allerdings, dass die Operation problemlos verlaufen ist und der Verlauf nach der Operation unauffällig war. Wichtig ist außerdem, dass ausreichend Schmerzmittel zu Hause verfügbar sind bzw. im Vorfeld besorgt wurden. Eine Kontrolle des Shunts ist in aller Regel einige Tage nach der Operation erforderlich, was je nach Maßgabe der behandelnden Ärzte durch den Operateur selbst oder den Hausarzt bzw. die Dialyseärzte erfolgen kann.

Wenn es sich allerdings um einen komplexen, also schwierigeren Shunt handelt, kann eine stationäre Überwachung notwendig werden. Schwierigere Shunts sind beispielsweise dann zu erwarten, wenn die Gefäßsituation sehr reduziert ist, die Gefäße sehr dünn sind oder bereits mehrfache Operationen vorausgegangen sind. Auch eine bereits bestehende Dialysepflichtigkeit kann in manchen Fällen dafür Anlass sein, den operativen Eingriff unter stationären Bedingungen durchzuführen.

122. *Wann muss man aufgrund einer Niereninsuffizienz zum Gefäßchirurgen?*

Die Vorstellung in der Gefäßchirurgie erfolgt in aller Regel dann, wenn die Spezialisten für Nierenerkrankungen (Nephrologen) bereits absehen können, dass mit großer Wahrscheinlichkeit eine Dialyse notwendig sein wird. Die Aufgabe des Gefäßchirurgen in dieser Situation ist es, spezielle Untersuchungen wie Ultraschall und Durchblutungsmessungen durchzuführen und zu empfehlen, welcher Shunt an welcher Stelle angelegt werden sollte. Teilweise kann auch die Dialyse über einen Katheter am Hals notwendig werden, was allerdings wenn immer möglich vermieden werden sollte. Im Idealfall erfolgt die Vorstellung in der Gefäßchirurgie frühzeitig genug, um einen Shunt anzulegen, bevor die Dialysenotwendigkeit eintritt. Im Gegenzug sollte allerdings auch vermieden werden, einen Shunt anzulegen, ohne dass im Nachhinein die Dialyse erfolgen muss. Aus diesem Grund ist die enge Zusammenarbeit zwischen Gefäßchirurgen und Nephrologen für die weitere erfolgreiche Behandlung von nierenkranken und dialysepflichtigen Patienten immens wichtig.

123. *Wie viele Dialysepatienten gibt es in Deutschland?*

Die Zahl der nierenkranken Menschen steigt stetig und liegt aktuell in Deutschland bei ca. 9 Mio. Etwa die Hälfte hiervon sind chronisch, also dauerhaft, nierenkrank, und ca. 100.000 Menschen sind auf eine Blutwäsche (Dialyse) angewiesen. Hier kann prinzipiell nur eine Nierentransplantation Abhilfe verschaffen. Allerdings ist die Zahl der Nierentransplantationen pro Jahr geringer als die Anzahl an Neuerkrankungen von dialysepflichtigen Patienten. Dies liegt daran, dass es zu wenig Spenderorgane gibt und gleichzeitig die Zahl an dialysepflichtigen Patienten von Jahr zu Jahr steigt.

124. Gibt es Zentren für Dialyseshunts bei Kindern?

Die Anlage von Dialyseshunts bei Kindern ist anspruchsvoll und erfordert eine große operative Expertise. Dies lässt sich dadurch begründen, dass Kinder dünnere Gefäße haben, welche sich bei Berührung typischerweise zusammenziehen (spastisch werden) und dadurch noch kleiner werden. Daher kann sich die Herstellung der Anastomosen (Verbindungen zwischen Schlagader und Shuntvene) bei Kindern sehr schwierig gestalten und trotz hervorragender Nahttechnik zum Sofortverschluss führen.

Nicht nur durch eine große operative Erfahrung, sondern auch durch die Verwendung spezieller Instrumente (Mikroinstrumente) und gefäßerweiternder Medikamente lassen sich diese Probleme reduzieren und das Risiko von Shuntverschlüssen verringern.

Zu bedenken ist allerdings, dass Kinder unter den regelmäßig notwendigen Punktionen des Dialyseshunts leiden, weil diese mitunter sehr schmerzhaft sind. Daher ist bei sehr kleinen und ängstlichen Kindern zu überlegen, ob nicht ein anderes, weniger schmerzhaftes Dialyseverfahren bevorzugt werden sollte. Zu nennen sind hier die Bauchfell-Dialyse oder die Blutwäsche über einen Katheter. Details und individuelle Beratungen über das am besten geeignete Vorgehen erhalten Eltern in einem Kinder-Dialysezentrum. Hier arbeiten Kinderärzte, Kindernierenärzte und Gefäßspezialisten eng zusammen, um dem erkrankten Kind die optimale Behandlung anzubieten.

125. Was sind die häufigsten Ursachen für die Dialysepflichtigkeit?

Die häufigsten Ursachen für eine Nierenerkrankung mit der Notwendigkeit einer Blutwäsche, also Hämodialyse, sind die Zuckerkrankheit (Diabetes mellitus), der nicht behandelte oder schlecht eingestellte Bluthochdruck (arterielle Hypertonie) sowie angeborene Zystenerkrankungen (Zystennieren). Auch die chronische Einnahme von Schmerzmitteln kann die Nieren schädigen und zum Nierenversagen führen. Letztlich sind auch Entzündungen und Fehlbildungen der Niere oder der Harnleiter sowie der Vorsteherdrüse (Prostata) mögliche Ursachen einer sich über Monate und Jahre hinweg verschlechternden (chronischen) Niereninsuffizienz.

Ursachen einer plötzlichen (akuten) Nierenfunktionsstörung, auch als Nierenversagen bezeichnet, sind beispielsweise der Kreislaufschock, eine Blutvergiftung oder ein extremer Flüssigkeitsverlust. Beim akuten Nierenversagen ist allerdings in aller Regel nur kurzfristig eine Blutwäsche notwendig, bis sich die Niere wieder erholt hat.

126. Woran merkt man, dass die Niere krank ist?

Bei einer Störung der Nierenfunktion können unterschiedliche Probleme, unter Medizinern Symptome genannt, auftreten. Hierzu gehören Müdigkeit, Abgeschlagenheit, häufiger oder sehr seltener Harndrang, Gewichtsverlust oder -zunahme,

Übelkeit, Erbrechen sowie Durchfall. Aber auch Veränderungen an der Haut sind nicht selten, unter anderem Juckreiz und sehr trockene Haut. Der Urin kann verfärbt sein, schaumig aussehen oder Blut enthalten. Es können Herzrhythmusstörungen auftreten und ein hoher Blutdruck kann auffallen. Zudem gehören Infektanfälligkeit und Blutarmut zu den typischen Zeichen einer Nierenfunktionsstörung. Eine akute, also plötzliche, Einschränkung der Nierenfunktion bis hin zum kompletten Ausfall ist ein sehr schweres Erkrankungsbild und bedarf grundsätzlich einer dringlichen Behandlung im Krankenhaus.

127. *Bekommt man in der Gefäßchirurgie auch sämtliche Vor- und Nachuntersuchungen der Nierenfunktion?*

Wenn ein Hämodialyseshunt angelegt wird, sollten im Vorfeld wichtige Untersuchungen in der Gefäßchirurgie stattfinden. Hierbei handelt es sich insbesondere um Untersuchungen, die sich auf die chirurgischen Besonderheiten bei der Anlage des Hämodialyseshunts beziehen. Insbesondere sind hierbei vor der Anlage Eigenschaften und Verlauf der Blutgefäße essenziell. Im Nachhinein, also nach der Operation, wird besonderes Augenmerk auf die Veränderungen der Blutgefäße nach Anlage der Verbindung zwischen Schlagader und Vene gelegt. Der Fluss in der Shuntvene interessiert genauso wie der Durchmesser und die Wanddicke. In der Gefäßchirurgie konzentrieren sich daher die Vor- und Nachuntersuchung nahezu ausschließlich auf den Hämodialyseshunt. Sämtliche Funktionen zur Nierenfunktion werden in aller Regel im Rahmen der Dialyse sowie während Kontrollterminen beim Nierenfacharzt (Nephrologen) durchgeführt.

128. *Welche Untersuchungen sind vor einer Shuntanlage notwendig?*

Vor der Anlage eines Dialyseshunts sind zunächst Untersuchungen zur Einschätzung der Nierenfunktion und zum Fortschreiten der Funktionsstörung notwendig. Sie geben Auskunft darüber, ob die Anlage eines Dialyseshunts notwendig ist und insbesondere, wann diese erfolgen sollte. Diese Untersuchungen – meist handelt es sich um Labor- sowie Ultraschalluntersuchungen der Niere – werden fast ausnahmslos durch Spezialisten für Nierenerkrankungen (Nephrologen) durchgeführt. Spezielle Untersuchungen vor Anlage des Hämodialyseshunts aus gefäßchirurgischer Sicht sind Ultraschalluntersuchungen der Gefäße des Armes, an welchem der Shunt angelegt werden sollte. Meist werden hier beim Rechtshänder der linke Arm (und beim Linkshänder umgekehrt rechte Arm) verwendet. Wichtig bei den Ultraschalluntersuchungen ist insbesondere, ob die Größe der Gefäße ausreichend und die Durchblutung kräftig ist. Dies ist wichtig, um festlegen zu können, ob und insbesondere an welcher Stelle und Höhe (Unter- oder Oberarm) die Shuntanlage erfolgen sollte. Auch ob der Einsatz von Kunststoff notwendig wird, kann hierbei mit großer Wahrscheinlichkeit bestimmt werden.

129. Warum kann man die Blutwäsche nicht dauerhaft über einen Katheter am Hals durchführen?

Prinzipiell kann die Blutwäsche auch längere Zeit über einen Katheter am Hals erfolgen. Erfahrungsgemäß treten hier allerdings oft Probleme auf, insbesondere Infektionen des Katheters oder durch ihn verursachte Engstellen bzw. Verschlüsse der Venen im Brustkorb. Die Folge ist dann, dass der Katheter entfernt werden muss und ein neuer Katheter über die andere Halsseite oder, in seltenen Fällen, auch über die Leisten eingeführt werden muss. Die Haltbarkeit von Kathetern ist deutlich geringer als die von Shunts, auch wenn sich Letztere teilweise verschließen können. Daher lässt sich sagen, dass die Blutwäsche nur in Ausnahmefällen dauerhaft über einen Katheter erfolgen sollte.

130. Warum haben manche Patienten dauerhaft einen Katheter am Hals?

Auch wenn die Dialyse über einen Katheter, welcher über eine Halsvene eingeführt und bis in den rechten Vorhof gelegt wird, möglichst kurz oder gar nicht stattfinden soll, lässt sich dies nicht immer vermeiden. Beispielsweise wenn eine Nierentransplantation durch eine Lebendspende ansteht, kann es sinnvoll sein, die Dialyse vorübergehend über einen Katheter durchzuführen, statt einen Shunt anzulegen. Aber auch bei älteren Patienten, die schlechte Gefäße und daher ein hohes Risiko haben, dass ein Shunt nicht funktioniert, profitieren oft von einem Katheter. Dies gilt insbesondere auch dann, wenn die geschätzte restliche Lebenserwartung nur noch wenige Wochen oder Monate beträgt.

Eine weitere Situation, in der häufig ein Katheter angelegt und hierüber die Dialyse durchgeführt wird, stellt die plötzliche (= akute) Nierenfunktionsstörung bzw. das Nierenversagen dar. In diesen Fällen ist die Blutwäsche nur vorübergehend notwendig, weshalb die aufwendigere operative Shuntanlage meist nicht erfolgt.

Bei einer langfristigen Dialysepflichtigkeit sollte, wann immer möglich, ein Shunt angelegt und hierüber dialysiert werden.

Gefäßverletzungen durch Unfälle

131. *Sollte man als Ersthelfer am Unfallort das Bein abbinden, wenn es stark blutet?*

Prinzipiell sollte jede spritzende Blutung durch Kompression zum Stillstand gebracht werden. Diese kann durch direkten Druck mit der Hand bzw. Faust erfolgen, aber auch durch das Abbinden mit einem Gegenstand, beispielsweise einem Tuch oder Gürtel. Hierbei ist es allerdings wichtig, dass oberhalb der Blutungsquelle abgebunden wird, um den Blutfluss zur Blutungsquelle, wo sich die Gefäßverletzung befindet, zu unterbinden. Da an der Abbindungsstelle allerdings auch Haut- und Gewebeverletzungen entstehen können, sollte der ausgeübte Druck nicht zu groß sein und das Abbinden nicht unnötig lange durchgeführt werden. Vielmehr ist der zügige Transport in ein Krankenhaus immens wichtig, um die Verletzung zügig zu versorgen.

132. *Kann man jede Gefäßverletzung an der starken Blutung erkennen?*

Die aktive, spritzende Blutung ist sicherlich das eindrücklichste Zeichen einer Gefäßverletzung. Aber nicht jede Verletzung einer Schlagader ist äußerlich an einer Blutung erkennbar. Dies kann daran liegen, dass das Gefäß nur in seiner Innenwand eingerissen sein kann, die Außenwand aber intakt ist. Eine stärkere Blutung ist in solchen Fällen nicht vorhanden. Es besteht allerdings ein hohes Risiko dafür, dass sich das Gefäß verschließt und eine Durchblutungsstörung entsteht. Aber selbst wenn das Gefäß komplett durchtrennt wird, ist eine Blutung nicht zwingend äußerlich sichtbar. Dies liegt daran, dass sich die durchtrennten Gefäßenden einstülpen können und dadurch verhindern, dass es aus dem Gefäßstumpf blutet. Diese Eigenschaft von durchtrennten Schlagadern, sich einrollen zu können, ist ein Schutzmechanismus des Körpers vor dem Verbluten.

133. Sind Gefäßverletzungen häufig?

Kleinere Gefäßverletzungen sind sehr häufig, genau genommen ist bei jeder blutenden Hautverletzung ein Gefäß verletzt. Schwerwiegende Gefäßverletzungen sind selten, da die größeren Gefäße nicht oberflächlich, sondern stets geschützt unter der Muskulatur befindlich sind. Dennoch kann es bei größerer Gewalteinwirkung, beispielsweise durch Unfälle oder Schlägereien, zu Verletzungen von Schlagadern kommen. Hierbei handelt es sich meistens um Verletzungen im Bereich der Arme oder Beine, seltener am Hals bzw. im Brustkorb oder Bauchbereich. Je größer das verletzte Gefäß ist, desto schwerwiegender und gefährlicher kann das Ausmaß der Blutung sein, was letztlich mit Lebensgefahr einhergehen kann.

134. Wann entstehen Gefäßverletzungen?

Es gibt unterschiedliche Ursachen für Gefäßverletzungen. Am häufigsten sind Unfälle, hier insbesondere Verkehrs- und Sportunfälle. Aber auch gewaltvolle Auseinandersetzungen können zu Verletzungen von Schlagadern oder Venen führen. Hier sind insbesondere Verletzungen durch scharfe und spitze Gegenstände zu nennen, aber auch massive Gewaltanwendungen mit der Folge von Knochenbrüchen oder Gelenkluxationen. Letztlich sind auch ärztliche Eingriffe als Ursache von Gefäßverletzungen zu nennen, vor allem das Einstechen von Nadeln, um Untersuchungen durchzuführen. Häufigstes Beispiel hierfür ist die sogenannte Herzkatheteruntersuchung, bei der die Herzkranzgefäße untersucht und im Bedarfsfall aufgedehnt oder mit einem Stent versorgt werden können. Um an die Herzkranzgefäße heranzukommen, wird am häufigsten eine Leisten- oder Handgelenksschlagader punktiert. Die Einstichstellen müssen im Anschluss abgedrückt werden, da es andernfalls hier bluten und nachbluten kann.

135. Kann man an einer Gefäßverletzung verbluten?

Bei einer Gefäßverletzung kann es einerseits zu einem Verschluss der Schlagader kommen, woraus eine Durchblutungsstörung der Hand (bei Gefäßverletzungen am Arm) oder des Fußes (bei Verletzungen am Bein) resultieren kann. Dies macht sich bemerkbar durch Schmerzen, ein Kälte- und Pelzigkeitsgefühl. Es kann aber auch zu einer spritzenden Blutung aus dem Gefäß kommen, was zu einem erheblichen Blutverlust innerhalb kürzester Zeit führen kann. Im Extremfall kann man an einer Gefäßverletzung auch verbluten, insbesondere wenn es sich um ein großes Gefäß handelt. Bei Schwerverletzten, die am Unfallort versterben, handelt es sich oft um Verletzungen im Brustkorb- oder Bauchbereich, welche zu Blutungen aus der großen Hauptschlagader (Aorta) führen. Hierbei kann es zu einem großen Blutverlust von mehreren Litern innerhalb weniger Sekunden kommen, was zum Sekundentod am Unfallort führt. Verletzung der Schlagadern der Extremitäten, also Arm oder Bein, führen selten zum Verblutungstod, insbesondere da diese Blutungen äußerlich sichtbar sind und durch Druck zumindest vorübergehend zum Stillstand gebracht werden können.

136. *Kann es sein, dass nach einer Gefäßverletzung eine Amputation notwendig wird?*

Nach einer schweren Verletzung, beispielsweise einem komplett ausgerenkten Knie- oder Ellenbogengelenk, kann es zu einem vollständigen Abriss von Schlagadern und Venen kommen. Oft ist es zunächst möglich, diese Gefäße wieder aneinanderzunähen. Hierfür müssen allerdings meistens Venen zwischengeschaltet werden. Teilweise ist allerdings der Gewebeschaden so groß, dass von vornherein eine Amputation notwendig wird.

Bei manchen Patienten kann es aber auch nach erfolgreicher Rekonstruktion der Gefäße im Nachhinein notwendig werden, eine Amputation durchzuführen. Dies ist insbesondere dann der Fall, wenn die Durchblutungsstörung mehrere Stunden bestanden hat und der Gewebeschaden dadurch zu groß geworden ist. Dann kann nach Wiedereinsetzen der Durchblutung der Gewebeschaden sogar noch größer werden, da durch die Zufuhr von Sauerstoff sogenannte Radikale im Gewebe entstehen, welche zu einer zusätzlichen Schädigung führen. Diese Gewebebeschädigung geht mit einer zunehmenden Spannung und Schwellung einher, was auch als Kompartmentsyndrom bezeichnet wird. Durch die Abfallstoffe, die aus dem geschädigten Gewebe ins Blut eingeschwemmt werden, kann der Körper schweren Schaden nehmen, was gravierende Auswirkungen auf Herz, Nieren und Gehirn haben kann. In solchen Fällen muss eine Amputation durchgeführt werden, um das Leben des Patienten zu schützen.

137. *Stimmt es, dass Unfallchirurgen Gefäßverletzungen nach Unfällen versorgen?*

Prinzipiell sind Unfallchirurgen die Spezialisten für Verletzungen sämtlicher unfallbedingter Verletzungen. Hierzu gehören vor allem Knochenbrüche, aber auch Verletzungen kleinerer Gefäße. Wenn es allerdings zu Verletzungen größere Gefäße kommt, sind Gefäßchirurgen zuständig. Daher werden Gefäßverletzungen nach Unfällen, medizinisch auch als traumatische Gefäßverletzungen bezeichnet, fast ausnahmslos in Zusammenarbeit zwischen Gefäß- und Unfallchirurgie versorgt.

138. *Kann man sich als Sportler vor einer Gefäßverletzung schützen?*

Da Gefäßverletzungen bei Sportlern durch Unfälle oder Überlastungen entstehen, können diese durch die Vermeidung von gefährlichen Situationen sowie zu starker Belastung vermieden werden. Ein 100%iger Schutz besteht allerdings nicht. Insbesondere bei Risikosportarten, die beispielsweise mit einem Aufenthalt in großen Höhen, Absturzgefahr sowie hoher Geschwindigkeit und Sturzgefahr einhergehen, kann es dennoch zu Verletzungen von Schlagadern sowie Venen kommen, woraus lebensbedrohliche Situationen entstehen können. Entsprechende Schutzausrüstung ist auf jeden Fall zu empfehlen und kann einen Großteil der Verletzungen vermeiden bzw. deren Verletzungsausmaß vermindern helfen, allerdings ist auch hier ein uneingeschränkter Schutz nicht gewährleistet.

139. Muss man nach einer Gefäßoperation aufgrund einer Verletzung eine Blutverdünnung einnehmen?

Eine Blutverdünnung mit einem sogenannten Plättchenhemmer (medizinisch: Thrombozytenaggregationshemmer) ist grundsätzlich bei der Operation von verkalkten Gefäßen notwendig. Begründet wird dies dadurch, dass die Blutgerinnung in verkalkten Gefäßen erhöht ist und folglich Gerinnselbildungen entstehen. Diese Gerinnsel können das gesamte Gefäß verschließen oder nach unten verschleppt werden. In diesen Fällen entsteht ein plötzlicher Gefäßverschluss, der starke Schmerzen und ein Kältegefühl verursachen kann. Die Verkalkungen sind hier ursächlich für die Engstellen der Schlagadern.

Bei unfallbedingten Gefäßverletzungen sind in aller Regel gesunde und nicht verkalkte Schlagadern betroffen. Hier ist von Grund auf keine Blutverdünnung notwendig, sie kann allerdings nach einer Operation und Wiederherstellung des Gefäßes für einige Wochen oder wenige Monate notwendig sein. Dies liegt daran, dass durch die Operation die Gefäßinnenwand an den Nahtstellen verändert ist und hierdurch Gerinnsel leichter entstehen können. Diese Rauigkeiten sind nach 6–10 Wochen in aller Regel wieder geglättet und die Blutverdünnung ist dann nicht mehr notwendig.

140. Was passiert, wenn bei dem Unfall nicht nur Gefäße, sondern auch Nerven verletzt wurden?

Schlagader, Vene und Nerv liegen meist nebeneinander in einer gemeinsamen lockeren Hülle, der sogenannten Gefäß-Nerven-Scheide. Deshalb kann es vor allem im Gelenkbereich nach einer Verrenkung bzw. dem „Auskugeln" (medizinisch: Gelenkluxation) zu einer Verletzung aller drei Strukturen kommen. Verletzungsmechanismus ist in diesen Fällen eine Überdehnung der Strukturen, die schließlich ein- bzw. komplett abreißen. Da Nerven allerdings deutlich dehnbarer sind als die benachbarten Gefäße, ist es nicht selten zu beobachten, dass diese als einzige der drei Strukturen noch intakt sind. Falls allerdings auch die Nerven durchtrennt sind, sollten diese, wenn immer möglich, genäht werden. Die Funktionsausfälle nach einer solchen Nervennaht sind allerdings dennoch zu spüren: Es kommt zu Ausfällen der Gefühlsempfindungen sowie auch der Beweglichkeit einzelner Muskeln, bis die Nervenenden wieder richtig zusammengewachsen sind. Dies kann mehrere Wochen oder gar Monate dauern. Zudem kann es auch passieren, dass die Funktion dauerhaft eingeschränkt bleibt. Sicher ist allerdings, dass es zu einer dauerhaften Störung der Beweglichkeit und Gefühlsempfindlichkeit kommt, wenn die Nerven nicht genäht werden und die Endungen so weit auseinander liegen, dass ein Zusammenwachsen nicht möglich ist. Daher sollte immer versucht werden, die Nervenendungen aneinander zu legen und miteinander zu verbinden, damit diese im Verlauf wieder zusammenwachsen können. Hiermit sind die besten Voraussetzungen geschaffen, um eine Funktionswiederherstellung zu erreichen.

Gefäßerkrankungen bei Sportlern

141. *Können gesunde junge Sportler Gefäßerkrankungen bekommen?*

Die Mehrzahl der Gefäßerkrankungen entsteht aufgrund von Gefäßverkalkungen, der Arteriosklerose. Risikofaktoren für diese Gefäßerkrankungen sind das Rauchen, ein hoher Blutdruck, hohe Blutfette, Übergewicht und Bewegungsmangel sowie die Zuckerkrankheit. Da Sportler nicht bzw. nur ausnahmsweise diese Risikofaktoren aufweisen, leiden sie in aller Regel auch nicht an Gefäßverkalkungen. Aber auch Athleten können Erkrankungen der Gefäße haben. Hierzu gehören beispielsweise Gefäßverletzungen nach Sturzereignissen oder Unfällen, wobei es sich hier in aller Regel um akute, also plötzlich auftretende Verletzungen mit oft starken Blutungen handelt.

Gefäßerkrankungen können sich bei Sportlern aber auch aufgrund der außergewöhnlichen Belastung über Jahre hinweg entwickeln. Beispielsweise sind professionelle Radrennfahrer aufgrund der ständigen Beugung und Streckung im Hüftgelenk sowie der aerodynamischen Position gefährdet, Engstellen der Beckenschlagader zu entwickeln. Der Fachausdruck hierfür lautet „iliakale Endofibrose", wobei „iliakal" für Beckenarterien, „endo" für innen und „Fibrose" für Verhärtung steht. Es kommt also zu einer Verdickung der Innenschicht der Beckenschlagader und in der Folge zu einer Verengung bis hin zum Verschluss der Schlagader.

142. *Woran merken Sportler, dass sie Gefäßprobleme haben?*

Patienten mit einer Gefäßverkalkung (Atherosklerose) bemerken ihre Gefäßprobleme daran, dass sie immer kürzere Strecken gehen können, also an einer Schaufensterkrankheit leiden. Sie müssen typischerweise nach einer gewissen Gehstrecke stehen bleiben, kurz Pause machen und können dann weitergehen. Um diese Wartezeit so unauffällig als möglich zu gestalten, schauen viele Patienten in Schaufenster, woher der Name Schaufensterkrankheit kommt. Auch offene Stellen an den Füßen, die nicht mehr abheilen, können Zeichen einer Gefäßverkalkung sein.

Bei Athleten ist es in aller Regel so, dass sie im normalen Alltag keinerlei Beschwerden haben, sondern diese erst bei sportlicher Belastung im Training bzw. bei Höchstbelastungen im Wettkampf bemerken. Auch hier treten typischerweise Schmerzen in der Muskulatur auf, die in Ruhe und bei normaler Belastung wieder verschwinden. Da es für derartige Muskelschmerzen viele Ursachen gibt, die bei Sportlern zudem wahrscheinlicher sind als Gefäßverengungen, ist die korrekte Diagnosestellung oft schwierig und erfolgt erst viele Jahre später.

143. *Ist eine schmerzhafte Spannung der Unterschenkel beim Sport eine Gefäßerkrankung?*

Eine schmerzhafte Spannung der Unterschenkel, welche unter Belastung und insbesondere beim Sport auftritt, kann viele Ursachen haben. U. a. kann auch eine Gefäßerkrankung zugrunde liegen, weshalb Durchblutungsmessungen und eine Vorstellung beim Gefäßmediziner veranlasst werden sollten.

Es können auch – und das ist weitaus wahrscheinlicher – Erkrankungen der Muskulatur zugrunde liegen, welche zu einer Spannung in den Muskelhüllen führen. Dies wird als Kompartmentsyndrom bezeichnet, wobei man unter Kompartment die von festen Hüllen umschlossenen Muskelgruppen versteht. Zur weiteren Diagnostik bei Verdacht auf Kompartmentsyndrom gehört insbesondere die Druckmessung im Gewebe, welche mit speziellen Messgeräten erfolgt.

144. *Welche Gefäße sind bei Sportlern am häufigsten erkrankt?*

Prinzipiell können bei Sportlern alle Gefäße verletzt werden, wobei es auch hier besonders gefährdete Regionen gibt. Bei **plötzlichen Gefäßverletzungen** nach Unfallereignissen sind vor allem die Schlagadern verletzt, welche oberflächlicher liegen oder im Bereich von Knochen und Gelenken verlaufen. Direkte Verletzungen durch scharfe und spitze Gegenstände sind selten, häufiger werden Ab- und Einrisse von Gefäßen nach Gelenk- und Knochenverletzungen beobachtet.

Bei **chronischen**, also sich über längere Zeit entwickelnden Gefäßverletzungen sind insbesondere die Gefäße gefährdet, welche sich im Bereich von Gelenken befinden. Dies liegt daran, dass hier bei der Bewegung die stärkste Belastung auftritt. So ist bei Radrennfahrern typischerweise die Beckenschlagader betroffen, da diese durch die aerodynamische Position (vornübergebeugte Haltung) und das ständige hochfrequente Pedaltreten besonders belastet ist. Bei Langstreckenläufern kann vor allem die Oberschenkelschlagader betroffen sein, ansonsten ist auch die Kniekehlenschlagader typischerweise an sportverursachten Erkrankungen beteiligt.

145. *Wie werden Gefäßerkrankungen bei Sportlern behandelt?*

Je nachdem, welche Gefäße betroffen sind, kann eine rein konservative Therapie mit Schmerzmedikation, Pausierung der Belastung und Ruhigstellung erfolgen. Teilweise ist allerdings auch der Wechsel der Sportart oder gar die Beendigung der professionellen Ausübung einer individuellen und zur Problematik führenden Sportart (beispielsweise des Radrennfahrers) notwendig.

Es kann aber auch notwendig werden, das verletzte Gefäß zu nähen oder zu ersetzen, wenn es nach einem Unfall durchtrennt oder aufgrund der dauerhaften Belastung verschlossen ist.

Da jede Operation auch Risiken hat, sollte die Indikation hierzu streng gestellt werden. Entscheidend sind stets die Problematik des Patienten sowie der individuelle Leidensdruck.

146. *Welche Sportarten sind am häufigsten von Gefäßerkrankungen betroffen?*

Am häufigsten von Gefäßerkrankungen betroffen sind Sportarten, bei denen eine bestimmte Bewegung regelmäßig ausgeführt wird, beispielsweise Radrennfahren, Langstrecken- oder Skilanglauf. Dies ist dadurch erklärbar, dass durch die ständige gleichförmige Bewegung, z. B. durch das schnelle Treten und Beugen sowie Strecken im Hüftgelenk beim Radrennfahren, eine Druck- und Scherbelastung der Beckenschlagadern auftritt. Nach jahrelangem Training und Wettkämpfen kann es dann zu einer Verengung oder einem Verschluss dieser Schlagadern kommen.

Plötzliche Gefäßverletzungen können bei jeder Sportart auftreten, vor allem wenn eine hohe Verletzungsgefahr besteht. Hierzu gehören beispielsweise Mannschaftssportarten wie Hand-, Fuß- oder Basketball sowie Sportarten mit Sturz- und hieraus resultierend hoher Verletzungsgefahr.

147. *Was versteht man unter der Radfahrerkrankheit?*

Unter der sogenannten Radfahrerkrankheit versteht man Engstellen der Beckenschlagadern. Das Krankheitsbild wird auch als **iliakale Endofibrose** bezeichnet, wobei hier „iliakal" für Becken steht und „Endo" für Innenschicht der Schlagader. „Fibrose" beschreibt eine Verdickung und Verhärtung der Gefäßwand. Besonders betroffen ist die äußere Beckenschlagader, welche medizinisch auch als Arteria iliaca externa bezeichnet wird. Diese entspringt der gemeinsamen Beckenschlagader (Arteria iliaca communis) und wird bei jeder Beugung im Hüftgelenk ebenfalls gebeugt. Hierdurch entsteht eine mechanische Belastung der Schlagader, wodurch kleine Einrisse in der Gefäßwand und Verletzungen entstehen können. Bei langjähriger intensiver Trainingsbelastung kann es in der Folge zu Engstellen und Verschlüssen der Beckenschlagader kommen. Hierdurch können typische Probleme entstehen, insbesondere ein Schwächegefühl im Bereich des betroffenen Beines bei Belastung sowie im Wettkampf. Die Patienten schildern häufig Muskelschmerzen, auch als Ischämieschmerz bezeichnet, wobei das linke Bein deutlich häufiger betroffen ist als das rechte.[1]

---

[1] Regus, S. (2021). Die iliakale Endofibrose bei Radrennfahrern und Triathleten. essentials. Springer, Wiesbaden. https://doi.org/10.1007/978-3-658-33433-8.

148. *Können sich die Gefäßerkrankungen bei Sportlern zurückbilden, wenn eine Sportpause durchgeführt wird?*

In den allermeisten Fällen können die Beschwerden bei Belastung reduziert werden oder gänzlich verschwinden, was allerdings bedeutet, dass der Sportler auf die auslösende Sportart verzichten muss. Hierdurch können beispielsweise professionelle Radrennfahrer oder Langdistanztriathleten in besondere Schwierigkeiten kommen, denn immerhin verdienen sie mit dem Sport ihren Lebensunterhalt. In diesen Fällen ist der Leidensdruck meist sehr hoch und die Bereitschaft, die Sportart zu beenden, sehr gering. Dies kann die Indikation dafür sein, eine operative Maßnahme zu veranlassen und durchzuführen. Hierbei wird die verengte Schlagader eröffnet, die verhärtete und zur Verengung führende verdickte Gefäßinnenwand entfernt und ein Erweiterungsstreifen eingenäht. Teilweise kann es auch notwendig werden, ein sogenanntes Interponat einzunähen. Dies bedeutet, dass der erkrankte Gefäßabschnitt entfernt und anstelle dessen ein röhrenförmiger Gefäßersatz eingenäht wird.[2]

Eine Rückbildung von Gefäßengstellen ist in den allermeisten Fällen trotz Sportpause nicht möglich.

149. *An wen wendet man sich, wenn man als Athlet bei sich eine Gefäßerkrankung vermutet?*

Die Mehrzahl der Athleten nimmt sehr bewusst kleinste Veränderungen der eigenen Leistungsfähigkeit wahr und wird bei entsprechender Beschwerdesymptomatik nach möglichen Ursachen recherchieren. Aber auch behandelnde Sportmediziner und Physiotherapeuten wären mögliche Ansprechpartner, um auf Ursachenforschung zu gehen. Wenn die geschilderten Beschwerden prinzipiell zu einer Gefäßerkrankung passen, empfiehlt sich die Vorstellung bei einem Gefäßspezialisten. Hierzu gehören Angiologen und Gefäßchirurgen, die sich grundsätzlich mit sämtlichen Gefäßerkrankungen tagtäglich beschäftigen. Wenn allerdings weitere Maßnahmen, insbesondere eine Operation, notwendig werden, empfiehlt sich die Vorstellung in einem Behandlungszentrum. Hier ist insbesondere wichtig, dass sportverursachte Erkrankungen regelmäßig behandelt werden, da es sich hierbei um insgesamt sehr seltene und komplexe Gefäßveränderungen handelt.

150. *Gibt es Behandlungszentren in Deutschland, die sich auf Gefäßerkrankungen bei Sportlern spezialisiert haben?*

Es gibt aktuell kein Behandlungszentrum für sportassoziierte Gefäßerkrankungen, was allerdings durchaus sinnvoll und notwendig wäre. Je nach betroffener Körper- und Gefäßregion kann nach Spezialisten, welche eine entsprechende

---

[2] Regus, S. (2021). Therapieoptionen. In: Die iliakale Endofibrose bei Radrennfahrern und Triathleten. essentials. Springer, Wiesbaden. https://doi.org/10.1007/978-3-658-33433-8_4.

Expertise in der Behandlung aufweisen, gesucht werden. Typische Schlagwörter wären beispielsweise:

- **iliakale Endofibrose** für die „Radfahrerkrankheit" der Beckenschlagadern
- **popliteales Entrapment-Syndrom** für Erkrankungen der Kniekehlenschlagader
- **Adduktorkanalsyndrom** für Verengungen der Oberschenkelschlagader
- **Thoracic Outlet Syndrom** für Verengungen der Schulterschlagader
- **belastungsabhängiges Kompartmentsyndrom** für Spannungsgefühle und Verhärtungen der Wade bei sowie nach Anstrengungen

Krampfadern

151. *Heißen Krampfadern so, weil man durch sie Krämpfe bekommt?*

Die Bezeichnung „Krampfadern" kommt nicht, wie oft fälschlicherweise vermutet, von dem Ausdruck „Krampf", sondern vom mitteldeutschen Wort „krump". Dieses bedeutet übersetzt so viel wie krumm bzw. geschlängelt verlaufend. Krampfadern sind oberflächliche Venen, die aufgrund von undichten Venenklappen typischerweise erweitert sind und dadurch geschlängelt verlaufen (siehe Abb. 1). Kampfadern können zwar auch zu Wadenkrämpfen führen, die häufigsten Beschwerden sind allerdings eine abendliche Beinschwellung sowie die äußerlich sichtbaren geschlängelten und verdickten Venen.

152. *Sind Krampfadern die häufigste Gefäßerkrankung?*

Krampfadern sind eine sehr häufige Gefäßerkrankung, an der etwa jeder Fünfte im Laufe seines Lebens erkrankt. An Venenveränderungen, auch im Sinne von sogenannten Besenreißern oder äußerlich noch nicht sichtbaren Krampfadern, leiden ca. 80 % der erwachsenen Bevölkerung, wobei Frauen etwas häufiger betroffen sind als Männer. Auch wenn Krampfadern sehr häufig sind und viele Menschen im Laufe des Lebens hieran erkranken, handelt es sich um eine harmlose und meist einfach zu behandelnde Gefäßerkrankung. Lebensbedrohliche Situationen, sowohl bei der konservativen als auch operativen Therapie, sind eine absolute Rarität.

153. *Werden Krampfadern vererbt?*

Es gibt zwar auch eine vererbte Form von Krampfadern, die bereits bei der Geburt bzw. in der frühesten Kindheit auftreten. Diese Erbkrankheiten sind allerdings außerordentlich selten. Deutlich häufiger sind die erworbenen Krampfadern, welche im Laufe des Lebens entstehen. Risikofaktoren stellen u. a. stattgehabte oder

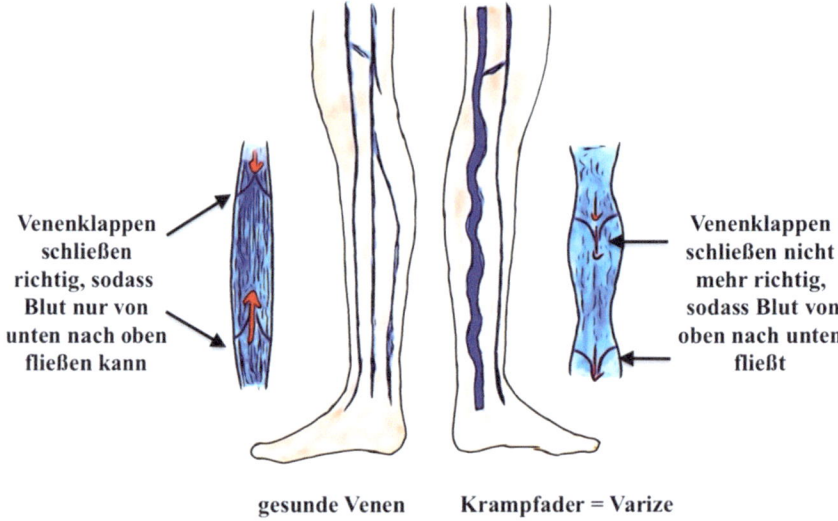

Abb. 1 Unterschied zwischen gesunden Venen mit funktionsfähigen Venenklappen und Krampfadern mit „undichten" Klappen, in denen das Blut der Schwerkraft folgend von oben nach unten fließet

abgelaufene Thrombosen sowie bevorzugt stehende bzw. sitzende Tätigkeiten, Schwangerschaften und Übergewicht dar. Nicht selten werden allerdings familiär gehäuft Krampfadern beobachtet, was durchaus für eine gewisse genetische Veranlagung sprechen könnte. Dennoch sind Krampfadern eine Volkserkrankung, die vordergründig durch unsere aufrechte Körperhaltung und die entsprechende Belastung des Venensystems verursacht wird.

154. Warum bekommen so viele Frauen in der Schwangerschaft Krampfadern?

In der Schwangerschaft steigt der Druck im Bauchraum durch den stetig wachsenden Fötus, weshalb der Abstrom von venösem Blut zurück zum Herzen erschwert wird. Daher kommt es zu einer Stauung des venösen Abstroms, was die Ausbildung von Krampfadern begünstigen kann. Auch Thrombosen der tiefen Venen können im Rahmen der Schwangerschaft entstehen und schließlich die Krampfadererkrankung auslösen. Des Weiteren sind hormonelle Faktoren zu nennen, wodurch es im Rahmen der Schwangerschaft typischerweise zu einer Auflockerung des Bindegewebes kommt und die Stabilität und Elastizität (Dehnbarkeit) der Venen vermindert wird. Auch dies ist ein Risikofaktor für die Ausbildung von Krampfadern.

155. Was ist der Unterschied zwischen Gefäßchirurgen und Phlebologen?

Gefäßchirurgen behandeln alle Gefäßerkrankungen, insbesondere die von Hochdruckgefäßen (Schlagadern/Arterien), aber auch solche aus dem Niederdrucksystem (Venen). Zu den Gefäßerkrankungen von Schlagadern zählen Engstellen (Stenosen bei der Schaufensterkrankheit), die zu Durchblutungsstörungen führen, aber auch Aussackungen (Aneurysmen), die im schlimmsten Falle platzen. Zu den Erkrankungen des Niederdrucksystems gehören Thrombosen und Krampfadern, welche sowohl von Gefäßchirurgen als auch von Phlebologen behandelt werden. Da Gefäßerkrankungen der Schlagadern häufig komplex und aufwendig zu versorgen sind sowie mit einem höheren Blutungsrisiko einhergehen, werden diese Operationen meist im Krankenhaus unter stationären Bedingungen durchgeführt.

Venenerkrankungen hingegen, das Spezialgebiet der Phlebologen, werden in aller Regel unter ambulanten Bedingungen in der Praxis behandelt, sowohl konservativ als auch mittels Operation.

156. Warum werden nicht alle Krampfadern operiert?

Grundsätzlich ist es so, dass Krampfadern durch eine Kompressionstherapie ohne Operation behandelt werden können. Dies ist bis auf wenige Ausnahmen wie beispielsweise die Gerinnselbildung in der Krampfader mit ausgeprägter Entzündung und Eiteransammlung bei allen Formen von Krampfadern möglich. Desweiteren können Krampfadern von innen (medizinisch endovenös) durch Hitze (Laser oder Radiowellen) oder verödende Lösungen oder Schäume (Sklerosierung) behandelt werden. Hierfür müssen die Verödungsmittel in die Krampfader eingespritzt oder die Hitze durch in die Vene eingeführte Katheter auf die Innenwand angewendet werden. Letztlich kann die erkrankte Krampfader auch durch eine chirurgische Operation entfernt werden.

Letztlich entscheidet der Patient, ob und insbesondere wie seine Krampfadern behandelt werden oder nicht. Der Vorteil der Operation ist, dass die erweiterten oberflächlichen Venen entfernt sind und über diese kein Rückfluss mehr erfolgen kann. Das Tragen eines medizinischen Kompressionsstrumpfes ist anschließend allenfalls nur noch wenige Tage notwendig. Dies ist für Patienten, für welche das Tragen des Strumpfes unangenehm ist, ein erheblicher Vorteil. Nachteilig an der Operation ist, dass diese selbst beim kleinsten Eingriff mit möglichen Risiken und Komplikationen einhergehen kann. Hierzu gehören beispielsweise die Blutung oder Nachblutung, die Ausbildung größerer Blutergüsse sowie die Verletzung von Nerven oder Schlagadern. Bei einer Nervenverletzung kommt es zu Gefühlsausfällen und Schmerzen im Bein, bei Verletzungen der Schlagadern kann es zu erheblichen Blutungen kommen. Daher sollte für jeden Patienten das für ihn am besten geeignete Verfahren ausgewählt werden. Der Patient entscheidet nach einer entsprechend ausführlichen Aufklärung durch die behandelnden Ärzte.

157. Welche Katheterverfahren gibt es?

Es gibt verschiedene Katheterverfahren, die zur Behandlung von Krampfadern eingesetzt werden. Allen gemeinsam ist, dass die betroffene Vene mit einer sehr dünnen Nadel von außen punktiert wird und anschließend ein Katheter eingeführt wird. Über diesen Katheter kann die erkrankte Vene „von innen" verschlossen werden. Man unterscheidet im Wesentlichen:

- Laserverfahren (Endovenöse Lasertherapie, EVLT):
  Hierbei wird die Vene mit Laserenergie erhitzt. Dadurch schrumpfen die Venenwände und verkleben dauerhaft.
- Radiofrequenzverfahren (RFO):
  Das Prinzip ist ähnlich wie beim Laser. Statt Laserlicht werden Radiowellen eingesetzt, die ebenfalls Hitze erzeugen und so die Vene verschließen.
- Schaum- oder Flüssigsklerosierung:
  Hierbei wird über den Katheter ein spezielles Verödungsmittel direkt in die Vene eingebracht. Dieses reizt die Venenwand, sodass sie sich entzündet, verklebt und schließlich dauerhaft verschließt. Besonders für kleinere Venen eignet sich diese Methode.

Allen Verfahren ist gemein, dass die Vene im Körper bleibt, aber von innen verschlossen wird. Sie verwandelt sich im Laufe der Zeit in einen bindegewebigen Strang.

158. Was ist das Besondere an den Katheterverfahren?

Das Besondere an den Katheterverfahren ist, dass meistens kein (oder allenfalls ein kleiner) Hautschnitt notwendig ist, da in der Mehrzahl der Fälle die zu behandelnde Vene von außen mit einer Nadel punktiert werden kann. Hierüber wird der Katheter, an dessen Spitze sich eine Sonde befindet, in die Krampfader eingeführt. Anschließend wird die Vene durch Hitze- oder Laseranwendungen von innen verödet und die Venenwände verkleben sich im Anschluss. Dies wiederum führt zu einem Verschluss der erweiterten Vene, die sich im Laufe der nächsten Wochen und Monate in einen bindegewebigen Strang umwandelt. Die Vene wird bei diesem Verfahren zwar nicht entfernt, aber dazu gebracht, sich zu verschließen. Das Ergebnis ist dasselbe, wie wenn die Vene komplett entfernt wird, nur dass das Vorgehen schonender ist. Allerdings bergen auch die Katheterverfahren Risiken, unter anderem kann es zu Verbrennungen der Haut kommen, da die Venen in aller Regel direkt im Kontakt mit der Hautoberfläche sind. Aus diesen Gründen wird bei den Katheterverfahren um die Vene eine Flüssigkeit infiltriert, welche unter anderem auch ein örtliches Betäubungsmittel enthält. Dadurch kommt es zu deutlich geringeren Schmerzen und das Risiko einer Hautverbrennung ist ebenfalls reduziert.

159. Welche Krampfadern können verödet werden?

Eine Vielzahl von Krampfadern kann durch Katheterverfahren und Verödungsmittel zum Verkleben der Venenwände und damit zum Verschluss gebracht werden. Insbesondere kleinere und tieferliegenden Krampfadern können hierdurch vielfach erfolgreich behandelt werden. Große und direkt unter der Haut liegende Krampfadern haben den Nachteil, dass durch Verödungsmittel und Hitze bzw. Laseranwendungen bei den Katheterverfahren Verbrennungen in der Haut entstehen können. Bei besonders großen Krampfadern ist zudem die Anwendung von Hitze in vielen Fällen nicht erfolgreich. Daher werden hier meist Behandlungen in mehreren Schritten notwendig, oder es wird ein operatives Vorgehen empfohlen. Durch Fortschritte in Wissenschaft und Technik sind die verfügbaren Geräte mittlerweile immer besser geworden, weshalb der Einsatz von endovenösen Katheterverfahren selbst bei sehr dicken Krampfadern möglich ist. Somit werden Krampfadern in den letzten Jahren immer häufiger mit Katheterverfahren behandelt. Dieser Trend wird sich weiterhin fortsetzen.

160. Wann genügen nur Strümpfe als Therapie?

Prinzipiell können nahezu alle Venenerkrankungen mittels Kompressionstherapie behandelt werden. Nur wenn Kompressionsstrümpfe nicht vertragen bzw. nicht dauerhaft getragen werden wollen, wird die Operation empfohlen. Auch bei sehr großen Krampfadern, die sich regelmäßig entzünden und Probleme machen, kann die Operation unausweichlich werden. Zudem kann durch chronische Krampfadern auch eine Belastung des tiefen Venensystems erfolgen, was schließlich zu einer Verschlechterung der Problematik führt.

161. Wie erfolgt die Kompressionstherapie?

Bei der Kompressionstherapie ist das konsequente Tragen der Strümpfe bzw. das Anlegen von Kompressionsbinden unausweichlich, denn nur so kann eine entsprechende Therapie erfolgen und können weitere Komplikationen der Krampfadern vermieden werden. Hierunter versteht man das Tragen medizinischer Kompressionsstrümpfe oder die elastokompressive Wickelung mit Binden. Vorteil der Kompression mittels Wickelung ist, dass das An- und Ausziehen der Kompressionsstrümpfe entfällt. Letzteres kann teilweise je nach Konstitution und körperlichem Zustand des Patienten durchaus schwierig sein. Daher gibt es für das Anziehen entsprechende Anziehhilfen, das Ausziehen ist allerdings in aller Regel einfacher und ohne entsprechende Hilfsmaßnahmen möglich. Das Entfernen von Kompressionsbinden ist noch einfacher. Nachteil der Kompression mittels elastokompressiver Wicklung ist allerdings, dass der Druck, welcher durch die Wicklung aufgebaut wird, nicht konstant ist und wechseln kann. Er variiert je nachdem, wer die Wickelung anlegt. Dazu ist stets eine Hilfsperson notwendig. Im Idealfall ist dies eine medizinische Fachkraft, welche entsprechende Expertise und Erfahrung in der Anlage von Kompressionsbinden hat. Vorteil der Kompressionsstrümpfe ist, dass zwar für das Anziehen in vielen Fällen eine entsprechende Hilfe notwendig ist, der Druck durch die Kompression ist allerdings je nach Kompressionsklasse des Stumpfes vorgegeben und konstant.

162. *Warum werden meine Krampfadern nicht operiert, obwohl mich ihr Anblick so stört?*

Prinzipiell können sämtliche Formen von Krampfadern operativ versorgt werden. Hierunter versteht man sowohl die offenen als auch die endovenösen Verfahren mit Laser, Radiofrequenz oder Schaum.

Allerdings sollte man sich vor jeder dieser sogenannten invasiven Verfahren darüber im Klaren sein, dass auch Komplikationen auftreten können. Insbesondere wenn die Krampfadern keine Beschwerden wie Schwellungen oder Schmerzen verursachen, sondern lediglich ein kosmetisches Problem darstellen, sollte dies bei der Indikationsstellung berücksichtigt werden. Selbst wenn es sich nur um kleine, sogenannte Besenreiser-Krampfadern handelt, können bei der Behandlung Probleme auftreten. Beispielsweise können nach ihrer Verödung Entzündungen an der Haut sowie Verfärbungen auftreten. Bei operativen Eingriffen sind an Komplikationen insbesondere Wundheilungsstörungen, bei den endovenösen Verfahren Entzündungen der behandelten Krampfadern zu nennen. Daher kann es sein, dass behandelnde Ärzte von einer Krampfaderoperation abraten, wenn die Indikation hierfür „nur" eine kosmetische und das Komplikationsrisiko erhöht ist.

Thrombosen

163. *Sind Krampfadern und Thrombosen dasselbe?*

Krampfadern und Thrombosen haben gemeinsam, dass es sich bei ihnen um Venenerkrankungen handelt. Beide Erkrankungen unterscheiden sich allerdings in einigen Aspekten grundlegend voneinander: Bei Thrombosen kommt es zu einer Gerinnselbildung in der Vene, welche sich anschließend verschließt. Bei Krampfadern handelt es sich um erweiterte oberflächliche, also direkt unter der Haut verlaufende, Venen, deren Venenklappen nicht mehr richtig schließen. Venenklappen verhindern, dass das Blut in der Vene der Schwerkraft folgend nach unten fließt. Die gewünschte Flussrichtung in einer Vene ist von unten nach oben oder von körperfern zum Herzen. Wenn die Vene sich im Laufe der Jahre aufgrund einer Alterserscheinung ausweitet, können die Klappen nicht mehr schließen und schlagen förmlich durch. In der Folge fließt das Blut wieder zurück und es kommt zu den typischen Stauungsbeschwerden in den Beinen, teilweise auch in den Armen. Dies ist dadurch zu erklären, dass das Blut nicht mehr ausreichend abtransportiert wird und sich in den Geweben staut. Durch die Kompression von außen mittels Strümpfen oder Kompressionsbinden kann im Anfangsstadium erreicht werden, dass die Klappen sich wieder normal schließen. Im fortgeschrittenen Stadium helfen die Strümpfe lediglich, die Stauungsbeschwerden zu vermindern, die Klappenfunktion wird dadurch nicht mehr wiederhergestellt. In solchen Fällen kann bei entsprechendem Leidensdruck des Patienten nur die Operation durch Entfernung oder Verödung der Krampfadern Abhilfe verschaffen.

Thrombosen werden in der Mehrzahl der Fälle konservativ behandelt, also durch eine Blutverdünnung und eine Kompressionstherapie mittels Strümpfen bzw. Kompressionsbinden. Nur in ausgewählten Fällen können Gerinnsel durch eine Operation entfernt werden.

164. *Mein Bein ist abends oft angeschwollen, ist das eine Thrombose?*

Eine abendliche Beinschwellung kann auf eine Stauung des Blutes zurückzuführen sein. Dies ist insbesondere beim längeren Stehen und Sitzen der Fall, da hierbei durch die Schwerkraft das Blut versacken kann. Dies ist insbesondere bei Krampfadern der Fall, da durch die Aussackung der Venen die Venenklappen nicht mehr richtig schließen und dadurch das Blut der Schwerkraft folgend nach unten zurückfließt. Daher ist die Krampfadererkrankung eine der häufigsten Ursachen für abendliche Beinschwellungen. Bei einer Thrombose der Beinvenen kann es ebenfalls zu einer Beinschwellung kommen, wobei diese hier allerdings auch tagsüber vorliegt und nicht erst im Laufe des Tages nach längerem Stehen und Sitzen auftritt.

Eine weitere Ursache für eine abendliche Beinschwellung kann eine Herzschwäche sein, welche typischerweise dazu führt, dass Unterschenkel und Füße abends an- und am nächsten Morgen wieder abgeschwollen sind. Außerdem kommt es hier häufig zu einem nächtlichen Harndrang, da das in den Beinen im Verlauf des Tages angesammelte Blut im Liegen leichter zum Herzen rücktransportiert und anschließend durch die Nieren ausgeschieden wird.

165. *Sind Thrombosen häufiger als Erkrankungen der Schlagadern?*

Thrombosen der Venen sind die häufigste Venenerkrankung, wobei die Erkrankungswahrscheinlichkeit mit zunehmendem Alter steigt. Besonders betroffen sind die Beinvenen, da hier das Blut beim aufrecht gehenden Menschen leichter „versacken" kann. Mit zunehmendem Alter steigt das Risiko, eine Thrombose zu erleiden: Bei Kindern ist eines von 100.000 betroffen, bei 40-Jährigen leiden ca. 0,1 % und bei über 70-Jährigen etwa 1–2 % an einer Thrombose des tiefen Venensystems.

Die häufigste Arterienerkrankung ist die periphere arterielle Verschlusskrankheit, auch als pAVK abgekürzt. Auch hier ist eine deutliche Zunahme mit dem Alter zu verzeichnen. Bei Kindern ist die Erkrankungswahrscheinlichkeit gering. Im Alter von 40 Jahren sind etwa 1–2 % betroffen und ab 70 steigt die Erkrankungswahrscheinlichkeit auf etwa 15–20 %.

Somit sind in Deutschland von der pAVK als der häufigsten Schlagadererkrankung mehr Menschen betroffen als von venösen Thrombosen. Bei beiden Erkrankungen kommt es zu einer Zunahme im Laufe des Lebens. Bei der peripheren arteriellen Verschlusskrankheit spielen Risikofaktoren wie der Bluthochdruck, Rauchen und Bewegungsmangel eine große Rolle. Es ist daher davon auszugehen, dass auch in den kommenden Jahren mit einer Zunahme von Erkrankungsfällen zu rechnen ist.

166. *Warum haben Raucherinnen, welche die Antibabypille einnehmen, ein höheres Thromboserisiko?*

Sowohl das Rauchen (hier insbesondere die Inhaltsstoffe von Zigaretten wie Teer und Nikotin) als auch die in Verhütungsmitteln (Kontrazeptiva, im Volksmund auch

"Pille" genannt) enthaltenen Hormone haben Einfluss auf die Blutgerinnung. Genau genommen wird die Gerinnungsneigung erhöht, wodurch das Risiko einer Thromboseentstehung ansteigt. Außerdem kann es zu Verengungen sowie Entzündungen von Gefäßwänden kommen. Dies betrifft sowohl die Schlagadern als auch und insbesondere die Venen. Rauchen und die „Pille" alleine erhöhen ebenfalls das Thromboserisiko, die Kombination aus Rauchen und Pille führt zu einem zehnfach erhöhten Thromboserisiko. Daher sollten Patientinnen über dieses Risiko aufgeklärt werden und im Idealfall auf das Rauchen (auch als Nikotinabusus bezeichnet) verzichten.

Übrigens besteht der gleiche Effekt beim Rauchen von Haschisch, was nach Legalisierung von Cannabis durchaus zum Thema geworden ist. Cannabis wirkt allerdings mehr auf die roten Blutkörperchen, genau genommen kommt es zu einer Anschwellung der roten Blutkörperchen unmittelbar nach dem Haschischrauchen. Je länger und öfter jemand Cannabis zu sich nimmt, desto ausgeprägter ist dieser Effekt. Daher sollten Frauen, welche Verhütungsmittel einnehmen, auch über die Nebenwirkungen und die erhöhte Thrombosegefahr durch Haschisch aufgeklärt werden.

167. *Kann man durch Blutuntersuchungen eine Thrombose nachweisen?*

Bei einer Thrombose sind typischerweise Blutwerte verändert, insbesondere der sogenannte D-Dimere-Wert. Dieser Wert ist aber nicht spezifisch für eine Thrombose, das bedeutet, dass er auch bei anderen Erkrankungen und Krankheitsbildern erhöht sein kann. Daher genügen Blutwerte allein nicht, um eine Thrombose nachzuweisen. Viel wichtiger sind die Beschwerden, welche vom Patienten geäußert werden, sowie der körperliche Untersuchungsbefund und der Ultraschall. Umgekehrt ist es allerdings so, dass ein D-Dimere-Wert im Normbereich eine Thrombose unwahrscheinlich macht. Daher wird bei der Blutuntersuchung stets der D-Dimere-Wert mitbestimmt, wenn es um den Ausschluss oder den Nachweis einer Thrombose geht.

168. *Wann muss man eine Thrombose operieren?*

In den meisten Fällen kann eine Thrombose konservativ behandelt werden. Dies beinhaltet eine Kompression sowie Blutverdünnung. Damit können die Beschwerden der Thrombose meistens reduziert bzw. beseitigt und das Fortschreiten der Gerinnselbildung verhindert werden. Die Blutverdünnung ist üblicherweise für 3–6 Monate notwendig, wohingegen die Kompressionstherapie, welche mittels Wickelung mit Binden sowie medizinischen Strümpfen durchgeführt wird, meistens für längere Zeit (1–2 Jahre) erfolgen sollte. Durch die Kompressionstherapie können langfristige Beschwerden und Probleme, welche nach Thrombosen entstehen, vermindert werden. Letztere sind beispielsweise die chronische Schwellneigung sowie offene Stellen an den Beinen. In solchen Fällen kann eine Operation notwendig werden, um die verschlossenen Venen wieder zu eröffnen und den Abstrom zu verbessern. Auch kurzstreckige Thrombosen der Beckenvenen, insbesondere bei jungen Frauen, können Grund für eine Operation sein. Diese Thrombosen im Beckenbereich können durch Verengungen der linken Beckenvene verursacht sein, welche durch die Überkreuzung mit der Beckenschlagader entstehen Dieses Krankheitsbild wird nach den Erstbeschreibern als May-Thurner-Syndrom bezeichnet.

169. *Wie groß ist das Risiko, dass ich nach einer Thrombose wieder eine bekomme?*

Wer schon einmal an einer Thrombose erkrankt war, hat ein höheres Risiko, erneut eine zu bekommen. Dies liegt einerseits daran, dass durch die bereits vorliegende Thrombose eine gewisse Vorschädigung besteht. Auch wenn sich die Thrombose im Verlauf der Zeit wieder aufgelöst hat, sind Veränderungen der Venenwand typisch und führen zu einem erhöhten Thromboserisiko. Außerdem können Gerinnungsstörungen, welche ursächlich zur Thrombose geführt haben, zugrunde liegen und damit das Thromboserisiko insgesamt erhöhen. Daher wird empfohlen, nach dem zweiten Ereignis einer Thrombose eine Gerinnungsuntersuchung durchführen zu lassen. Wenn sich hier eine Gerinnungsstörung bestätigt, kann eine dauerhafte Blutverdünnung notwendig werden. Diese ist in solchen Fällen notwendig, um das Risiko einer schwer verlaufenden Thrombose zu verhindern.

170. *Kann man durch Thrombosespritzen vor einem längeren Flug eine Thrombose verhindern?*

Bei einer längeren Flugreise (dasselbe gilt auch für längere Autofahrten) ist das Thromboserisiko erhöht. Das liegt daran, dass die Bewegung eingeschränkt ist und das Blut leichter in den Beinen „versacken" kann. Regelmäßige Pausen sowie das Aufstehen im Flugzeug können Abhilfe verschaffen. Außerdem können Kompressionsstrümpfe auch im Flugzeug sowie bei der Autofahrt getragen werden. Bei Menschen, welche eine gewisse Vorschädigung oder bereits eine Thrombose hinter sich haben, kann eine sogenannte Thrombosespritze empfohlen werden. Hierbei handelt es sich um gerinnungshemmende Medikamente, welche auch bei einer frischen Thrombose verabreicht werden. Diese werden ein- bis zweimal täglich ins Unterhautfettgewebe gespritzt und verhindern die weitere Ausdehnung der Thrombose und unterstützen die Auflösung von Gerinnseln. Daher kann es in bestimmten Situationen wie beispielsweise bei einer Flugreise sinnvoll sein, sich vorher eine Thrombosespritze zu geben bzw. geben zu lassen. Im Zweifel empfiehlt es sich, hierüber mit dem betreuenden Arzt, meist dem Hausarzt, zu sprechen.

171. *Kann man an einer Thrombose sterben?*

Die Thrombose allein ist nicht als lebensbedrohlich einzustufen, allerdings können Komplikationen auftreten. Die schwerste und teilweise lebensgefährliche Komplikation ist die Lungenembolie. Hierbei werden Gerinnsel der Thrombose in die Lunge verschleppt und verlegen dort große Gefäße, was zur Luftnot bis zum Kreislaufzusammenbruch führen kann. Daher ist die Thrombose, auch wenn es sich um kleinere Venen am Bein handelt, als ernstzunehmende Erkrankung zu behandeln und bedarf ärztlicher Kontrollen. Wichtig hierbei sind die Kompressionstherapie sowie die Gabe von gerinnungshemmenden Medikamenten. Durch beide Maßnahmen kann das Risiko tödlicher Komplikationen reduziert werden, sodass heutzutage glücklicherweise tödliche Komplikationen der Thrombose extrem selten sind.

172. *Wie lange muss ich die Blutverdünnung bei einer Thrombose einnehmen?*

Die Einnahmedauer gerinnungshemmender Medikamente bei einer Thrombose hängt ab vom Ausmaß und der Lokalisation der Gerinnselbildung. Bei oberflächlichen Venenthrombosen (hier spricht man von einer Thrombophlebitis) können 2–6 Wochen bereits ausreichend sein. Bei einer Thrombose der tiefen Venen, meistens am Bein, wird in aller Regel die gerinnungshemmende Medikation für 3–6 Monate empfohlen. Wenn sich bereits mehrere Thrombosen ereignet haben, kann eine lebenslange „Blutverdünnung" notwendig sein. dies ist vor allem dann der Fall, wenn gewisse Erkrankungen vorliegen, die das Gerinnungsrisiko erhöhen. Es können unterschiedliche Faktoren des Blutgerinnungssystems betroffen sein. Sämtliche Krankheitsbilder, die mit einer erhöhten Gerinnbarkeit des Blutes einhergehen, werden als Thrombophilie bezeichnet. Bei einer Thrombophilie ist üblicherweise eine dauerhafte Medikation notwendig, um die Gerinnbarkeit des Blutes herabzusetzen und dadurch Thrombosen zu vermeiden.

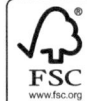

MIX
Papier aus verantwortungsvollen Quellen
Paper from responsible sources
FSC® C105338

If you have any concerns about our products,
you can contact us on
ProductSafety@springernature.com

In case Publisher is established outside the EU,
the EU authorized representative is:
Springer Nature Customer Service Center GmbH
Europaplatz 3, 69115 Heidelberg, Germany

Printed by Libri Plureos GmbH
in Hamburg, Germany